Bruno Kleiner

Le sucre ou la vie

Libérez-vous du sucre avant qu'il ne réduise votre santé en poussière

Éditions Lanore
François-Xavier Sorlot, éditeur
6 rue de Vaugirard, 75006 Paris

Collection dirigée par
Alice Machado

ISBN : 978 - 2 - 85157 -325 - 4
www.editionslanore.com
contact@editionslanore.com
conception graphique Gilles Arira

LANORE poche

Avertissement

Le but de cet ouvrage est d'informer et de sensibiliser le public ainsi que de prévenir la maladie. Il n'a pas été rédigé pour se substituer aux soins éclairés de professionnels de la santé.
En cas de maladie, nous vous recommandons de consulter votre médecin et d'exposer le plus clairement possible vos difficultés.

Préface de la deuxième édition

Plus de quatre années après la rédaction de la première édition de cet ouvrage, les choses commencent à bouger.

L'ampleur des problèmes d'obésité, l'augmentation alarmante (et malheureusement l'explosion future) du nombre des diabétiques commence à inquiéter sérieusement les autorités.

Malheureusement, il est probable qu'au moins une génération sera sacrifiée et paiera les pots cassés pour l'absence de politique de prévention, les excès publicitaires, les excès commerciaux vantant ces produits tellement pleins de bonnes choses pour les enfants et pour les grands (en réalité un tissu de mensonges puisqu'ils sont gorgés de sucre blanc et de graisses saturés comme pour une célèbre pâte à tartiner).

Pourtant, peu de spécialistes mettent le doigt sur l'origine des problèmes et les habitudes alimentaires.

Pendant que nous commençons à peine à nous poser des questions, le modèle occidental fait de plus en plus d'adeptes dans les pays pauvres ou émergents ou, dès que le niveau de vie est suffisant, les individus abandonnent progressivement leurs habitudes alimentaires traditionnelles pour une nourriture préfabriquée et prédigérée, « la bouffe » rapide uniformisée et dévitalisante.

L'étau se resserre sur nous et les décennies à venir vont autant être tragiques qu'excitantes puisque les forces vont peu à peu s'équilibrer entre une partie de la population soumise et docile et une autre partie informée, responsable et résistante.

Cette lutte naturelle visant à faire apparaître un nouvel équilibre, permettra de remettre au premier rang de nos préoccupations l'importance de notre environnement et au centre de celui-ci, l'être humain.

Genève, décembre 2006

Préface de la première édition

Le sucre, appelé aussi saccharose, est une substance extraite du jus de la canne à sucre ou de la betterave sucrière par divers procédés chimiques. Alors que leur concentration naturelle en sucre tourne autour de 6 à 15 %, l'on rejette de ces végétaux les fibres, les minéraux, les vitamines et les enzymes afin d'en produire une substance extrêmement concentrée. Consommé comme la nature nous le présente (fruits, légumes…), c'est-à-dire dilué, le sucre est utile et contribue harmonieusement à satisfaire nos besoins en énergie. Pur et concentré comme nous le consommons, il représente une substance dangereuse pour l'équilibre de chacune de nos cellules.

Visible lorsqu'il est en morceau, en poudre plus ou moins caché dans une infinité de gâteaux, de sucreries, de boissons et dans la majorité des autres produits alimentaires, le sucre sous ses diverses apparences est disponible sans restriction, en tout temps, en tout lieu, pour tous les budgets. Cette substance se trouve plus qu'aucune autre totalement imbriquée dans notre quotidien.

Face aux dangers qu'il représente et devant l'endoctrinement massif des messages publicitaires orchestrés par de puissantes entreprises, nous devons déplorer l'absence d'engagement des instances médicales et gouvernementales.

Au contraire, les messages véhiculés par les médias nous laissent croire que nous devrions attendre de la science les parades pour tous nos problèmes de santé : un nouveau médicament, un traitement-miracle, une formule anti-vieillissement, un progrès chirurgical, une thérapie génique… en bref, une solution facile et rapide pour réparer nos erreurs sans nous remettre en question. En réalité, le niveau général de la santé baisse régulièrement et les risques de développer une maladie grave augmentent même.

En matière alimentaire, les premiers scandales à grande échelle se succèdent. Nous ne sommes malheureusement qu'au début de toutes ces révélations, et de nombreux individus sous-informés souffriront encore avant que tout ne soit révélé. Il en sera également ainsi pour le sucre…

Ne vous êtes-vous jamais demandé si cette substance qui ronge les dents n'avait pas d'autres conséquences que ce qui est directement visible, comme les dents cariées, l'obésité ou le diabète ?

Une substance acide au point de ronger l'émail des dents n'est-elle pas capable d'occasionner des dégâts à l'intérieur de notre corps, une fois ingérée ?

Vous êtes-vous seulement demandé si le sucre (sous sa forme concentrée) est réellement un aliment indispensable, pourquoi les industriels en ajoutent dans presque tous leurs produits, s'il est dangereux ou inoffensif d'en consommer, quels sont ses effets sur notre corps, notre fonctionnement intellectuel ou notre équilibre émotionnel ?

Nous nourrissons pourtant nos enfants dès leur plus jeune âge avec des produits sucrés, et la plupart d'entre nous consomment chaque jour des aliments sucrés en quantité, par plaisir prétendent certains, par habitude ou obligation pour les plus dépendants.

Le sucre n'est pas le produit indispensable vanté par les industriels et les publicitaires. C'est en réalité un produit inutile et mort.

Comme dans toute supercherie, ceux qui tirent les ficelles et s'enrichissent par son commerce direct ou indirect, ceux qui réparent les dégâts qu'il occasionne sur les dents et l'ensemble du corps ou les perturbations des fonctions cérébrales, n'ont aucun intérêt à voir son image ternie ou sa consommation diminuer, et avec elle leurs revenus.

Tout cela est couvert par un consensus général, puisque l'argent, et les emplois en jeu sont considérés comme plus importants que la dégradation généralisée de la santé de la population.

Heureusement, le sucre est considéré par un nombre toujours croissant de chercheurs comme l'un des plus grands fléaux que l'homme ait jamais conçus. Aujourd'hui, il répand de manière presque généralisée, la souffrance, la misère et la mort sur ceux qui en consomment et leurs proches.

Vous croyez que j'exagère? Qu'il s'agisse de désordres physiques (fatigue chronique, hypoglycémie, diabète, obésité, troubles cardiaques, troubles de la vue, troubles nerveux, allergies...), de désordres psychiques (perte du potentiel intellectuel, dépression, névroses, phobies...), de désordres émotionnels (anxiété, état violent, état suicidaire...), il agit négativement sur la santé et se situe comme le principal agent précurseur des maladies.

L'HYPOGLYCÉMIE est la baisse trop importante du niveau de sucre dans le sang et l'étape initiale de l'inadaptation de l'organisme confronté au sucre, *avec son long cortège de troubles provoqué principalement par la consommation répétée,* directe ou indirecte, *de sucre blanc, pur et concentré.*

Ses conséquences sur la santé sont si invalidantes qu'elles restreignent considérablement l'amplitude de vie de très nombreux hommes et femmes de tous âges.

L'aventure intérieure

« Le voyage est un retour vers l'essentiel. »
Proverbe tibétain

Les pages qui suivent sont l'évocation d'une période de ma vie où, confronté à une très forte dépendance au sucre, j'ai failli perdre définitivement ma santé et ma raison.

À l'aube de mon existence, les chances étaient majoritairement en ma faveur, ce qui aurait pu m'amener à m'épanouir dans plusieurs domaines. Pourtant, le jour vint où je dus dresser l'amer constat que rien de ce que j'aurais pu espérer initialement n'était arrivé, ma vie prenant même un tour pathétique. Comme moi, un grand nombre d'hommes et de femmes ne parviennent à exprimer qu'une partie réduite de leur potentiel et savent qu'ils ne sont pas à leur place. On sait qu'il y a quelque chose qui cloche mais on ne parvient pas à savoir quoi ni pourquoi.

Les conséquences de l'action du sucre concentré sur le fonctionnement global de l'organisme sont les premières raisons de l'asphyxie de ce potentiel.

Rapidement conscient de ma dépendance, j'ai cherché à savoir d'où pouvait provenir ce déséquilibre me poussant vers les sucreries. Toutes les hypothèses qui me venaient à l'esprit devenaient tour à tour responsables de ma souffrance sans pour autant que cela ne parvienne à m'ouvrir les portes d'un véritable espoir : manque de volonté, prédisposition psychologique, héritage génétique, sensibilité ou émotivité exagérée, envoûtement, conséquences d'une vie antérieure, fatalité pour n'énumérer que les plus raisonnables.

Ce secret que je cachais devint pénible à porter car le fait de tourner en rond restreignait chaque jour mes possibilités. Le jour où enfin j'ai décidé d'en parler, je n'ai trouvé que quelques moments d'écoute… beaucoup ne prenant pas cela au sérieux, d'autres ne comprenant pas.

Seul et incompris par mes proches et par les médecins, le dégoût et la haine de moi-même s'amplifièrent. Plusieurs années passèrent dans cette recherche d'explications, d'errements et d'autodestruction. J'allais de déceptions en échecs, d'humiliations en vexations, mes réactions jouant aux montagnes russes. Je perdais le contrôle de ma vie, le sucre avait fini par gagner la partie et ma vie était entre ses mains. Dès mon réveil, après une nuit agitée, souvent fiévreuse, j'avalais un petit-déjeuner copieusement sucré avec miel et confiture, suivi dans la matinée de plusieurs achats dans les supermarchés. J'en arrivais à manger toutes les deux heures environ mais parfois plus souvent encore. Cela conduisit progressivement mon organisme vers l'épuisement.

Chaque soir, pendant des années, j'ai espéré rassembler suffisamment de forces pour me détacher définitivement de ce poison. Malheureusement, au bout de seulement quelques jours d'abstinence et de lutte intérieure, la dépression et la fatigue étaient si importantes que la seule solution qui se présentait était de replonger. Mon organisme était devenu une sorte de succursale de l'industrie du sucre. La plus grande partie de mon énergie et de mon temps était orientée vers l'achat, la consommation et la digestion de sucreries et gâteaux en tous genres.

Je me sentais tellement fatigué après quelques jours de sevrage qu'une fois assis dans un fauteuil il me fallait mobiliser toute ma volonté pour me relever. Mon cerveau fonctionnait si mal que parfois je parvenais difficilement à parler et j'avais souvent l'impression d'être devenu un crétin, ne pouvant pratiquement plus réfléchir. Je somnolais à longueur de journée. J'étais victime d'hallucinations et j'avais parfois des crises de paranoïa, percevant chez les autres des sentiments qui n'existaient probablement pas. Il m'est arrivé de subir des trous de mémoires si invalidants qu'il ne m'était par exemple plus possible de me souvenir du numéro de téléphone de ma petite amie que j'appelais pourtant chaque jour.

Au bout de quelques années, je pris conscience que je ne recherchais plus que le simple soulagement de l'effet de manque ; le chocolat, le miel ou les gâteaux ne me faisaient même plus envie.

Au fil de mes recherches, parallèlement aux phases critiques de consommation et d'abstinence, j'avais de plus en plus la conviction que le choix de mettre du sucre dans autant d'aliments différents était voulu par les industriels non seulement pour réduire leurs dépenses, mais également pour nous rendre dépendant à leurs produits et qu'ainsi ils décident à notre place de notre vie afin de remplir leurs comptes en banque facilement.

Lorsque je compris que la nature même de ces aliments contenait les germes de mes maux, la situation m'apparut alors plus clairement.

Il fallait que je tente radicalement de vivre sans sucre concentré pour me rendre compte de ce qu'il allait rester de mes souffrances : angoisses, anxiété, hyperémotivité, pertes de mémoire, de concentration, dépression, indécision, mal de vivre, fatigue chronique, maux de dos, douleurs diverses dans les membres, sinusites, mauvaise circulation, déficiences rénale et hépatique, vue brouillée, problèmes de peau…

Ainsi, j'en aurai le cœur net, et pourrai alors travailler à reconstruire ma vie sur des bases réelles et non pas sur les vues de mon cerveau, de mes systèmes nerveux et endocriniens, sous-alimentés en glucose.

À partir de là, j'établis en quelque sorte un historique de ma consommation de sucre, et des éléments susceptibles de m'aider à y voir plus clair, en adoptant une méthode rationnelle, notant les heures et le contenu des repas, les situations, la durée et la fréquence des crises, l'état émotionnel.

En voici un bref aperçu :

J'ai été comme la plupart d'entre nous habitué très jeune au sucre et aux sucreries. Jeune enfant, j'étais maigre et avais un appétit jugé trop réduit, même si ma santé était globalement excellente. Face à la pression culturelle et médicale, il semblait nécessaire de me faire manger davantage. Le sucre fut alors parfois ajouté à mes aliments pour m'ouvrir l'appétit. Ensuite, les petits déjeuners ainsi que les goûters représentèrent petit à petit un éventail de sucreries. Parti d'une pseudo-nécessité, mon désir de sucre se transforma en habitude puis en besoin.

Est-il indispensable de glisser du sucre dans les aliments des jeunes enfants pour les faire manger ?

Pensons-nous que les enfants soient si éloignés de leurs besoins naturels pour qu'ils puissent se laisser mourir de faim ?

En revanche, qui une fois adulte a vraiment ressenti la faim véritable et non pas la simple envie de manger, tout cela parce que nous avons oublié d'écouter nos besoins véritables et mangeons par habitude ?

Bien sûr, au début, rien n'était grave et les troubles causés par le sucre étaient discrets.

Toutefois, avant même une détérioration organique, un comportement social différent s'installa. Lorsque je fus davantage autonome, je pris progressivement la liberté de piocher dans les abondantes réserves que contenaient les placards et les tiroirs de la maison.

La fabrication de confitures, de pâtes de fruits, de compotes expliquait la présence à domicile de plusieurs dizaines de kilos de sucre. C'était l'époque où je grignotais de temps à autre en me servant dans les tiroirs de la cuisine, du salon et au lieu-dit « le sous-sol » qui je ne sais par quel mystère se trouvait, comme dans toutes les autres maisons du quartier, tout simplement au rez-de-chaussée. Tout cela pour prélever boîtes de biscuits, chocolat, pots de confitures, tubes de lait concentré.

Au fil des années, mon prélèvement devint de plus en plus important. Entre-temps, je m'étais replié sur moi-même, mal dans ma peau, en porte-à-faux face à la vie. L'habitude de grignoter des sucreries me reprenait au gré des compensations que j'estimais mériter, pour effacer une vexation, une contrariété, pour compenser. Bien plus tard, à l'époque du lycée, vint s'ajouter l'habitude de la recherche de l'épuisement nerveux dans la pratique des jeux vidéo.

La dépendance aux sucreries se combina rapidement avec les jeux vidéos, en accentuant l'épuisement nerveux avec les effets secondaires que l'on peut imaginer, la somnolence pendant la journée, la fatigue chronique, des moments de dépression, des difficultés de concentration... en bref une orientation détournée des forces de vie. J'arrivais péniblement à conserver le fil de mes études et quelques attaches sociales.

La période du service militaire me permit de me détacher de ces dépendances et de découvrir mes capacités de coureur à pied. Après des premiers résultats prometteurs je fus conquis par le désir de me lancer dans ce sport, à cette période où cette discipline devenait un phénomène de société.

Ma seule préoccupation devint alors de courir... J'appris dans mes lectures les rudiments des techniques de préparation, parallèlement à un entraînement qui devint vite quotidien en dépit de toutes les règles d'adaptation progressive à l'effort. Tout allait alors pour le mieux, car après seulement six mois d'entraînement je me situais parmi les meilleurs espoirs de ma région. Au terme de ma première année d'entraînement intensif, je commençais alors à ressentir les premières difficultés de récupération. L'habitude de consommer excessivement des sucreries se réinstalla rapidement. L'alternance entre des périodes de forte consommation et des périodes d'abstinence coïncida avec l'arrivée de quelques blessures et une progression ralentie dans mes résultats sportifs.

Pendant quelques années jalonnées de hauts et de bas, je continuais de cette manière, tout en m'intéressant davantage à la diététique. Des lectures mal comprises sur la diététique de l'effort me poussèrent à réduire l'apport de certains aliments comme les graisses en tout genre, ce qui me conduisit à tort à négliger les huiles vierges pourtant indispensables pour protéger les parois des intestins, pour le cerveau, le système immunitaire et le système nerveux (voir les travaux de la doctoresse Kousmine sur l'importance capitale des acides gras essentiels anciennement appelés vitamines F).

Heureusement, habitant chez mes parents, je bénéficiais d'une structure solide où mes débordements trouvaient des limites, grâce à des horaires réguliers et des repas structurés.

Quand je décidais de quitter ma famille, pour aller travailler à l'étranger et surtout tenter de devenir un grand coureur à pied, je n'aurais jamais imaginé traverser autant de difficultés et connaître la désillusion de ne pas y parvenir.

Quelques mois après mon installation, gérer le challenge de l'intégration dans mon nouveau travail, ajouté à mon relatif isolement social et à mes projets sportifs ambitieux, fit en effet réapparaître d'une manière exacerbée la mauvaise gestion de mon alimentation.

J'ai traversé alors une période où je me nourrissais d'une manière si absurde qu'il me serait aujourd'hui impossible de la renouveler sans être envoyé aux urgences pour empoisonnement, consommant parfois exclusivement gâteaux et chocolat.

Au bout de six mois, mon organisme soumis à ces phases folles et à des périodes d'abstinence commençait à laisser apparaître des signes visibles de détériorations. J'avais en effet très souvent envie de somnoler, les phases de fatigues étaient extrêmes, j'étais tiraillé par une faim gargantuesque, je perdais par poignées entières mes cheveux, j'avais froid en permanence aux mains, aux pieds et au visage dès les premières baisses de température (mes mains devenant même violettes) et les articulations de mes gros orteils se déformaient. Tout cela se retrouve souvent chez les hypoglycémiques et les diabétiques, indiquant une déminéralisation importante ; je souffrais également de douleurs dorsales, de maux de têtes, de sinusites et de rhinites chroniques, ma peau devenait écailleuse et sensible, j'éprouvais des difficultés pour digérer, des périodes d'abattement, d'anxiété, ma mémoire devenait défaillante, ma concentration presque inexistante. À grand-peine je parvins à conserver mon emploi malgré mes absences, mes erreurs, mes sautes d'humeur.

M'intéressant aux solutions pour tenter de rétablir un équilibre perdu, je m'orientais alors vers les médecines douces, le yoga, la psychologie etc.

Pendant encore plusieurs années, je continuais à m'entraîner plus ou moins régulièrement au gré de mes épuisements et de mes troubles de santé qui s'aggravaient doucement mais régulièrement jusqu'au moment où, à bout de force, je fus contraint de m'arrêter. J'avais alors 34 ans et bien qu'ayant conservé une allure jeune, de nombreux signes de dévitalisation étaient visibles.

À cela s'ajoutait l'obligation de me faire opérer des pieds. Le chirurgien qui y procéda m'annonça :

« J'ai fait ce que j'ai pu, mais je ne peux pas vous garantir que vos articulations soient encore mobiles dans dix ans. »

Cette annonce me stupéfia, moi qui espérais secrètement reprendre la course à pied en vue de quelques compétitions importantes. Ce fut comme un coup de semonce, un déclic, qui allait m'aider et me décider à agir, maintenant que j'avais du temps libre, mes activités physiques ne représentant plus qu'une chimère en train de s'échapper de mon esprit. J'étais face à un grand vide, car cet entraînement représentait le centre de ma vie.

Les six premiers mois suivant l'arrêt de mon entraînement furent particulièrement éprouvants et me laissèrent malgré mes projets d'avenir dans un état dépressif, certainement en partie à cause du sevrage en endorphines qui est maintenant bien connu et qui est un élément important dans la motivation à pratiquer les sports d'endurance.

Plus ou moins consciemment je plongeais de nouveau profondément dans la « mal-bouffe » et le surmenage digestif, dans les limites des connaissances sur les compatibilités alimentaires que je possédais à présent, pour limiter les dégâts ; c'est-à-dire à me goinfrer de sucreries seulement entre les repas.

Sentant les risques d'épuisement de plus en plus présents, je pratiquais en compensation de nombreux exercices de recharges énergétiques, m'orientant vers la relaxation et les exercices des Cinq Tibétains, en même temps que je pris la décision de me lancer dans un jeûne de régénération de trois semaines.

Programmant quelques mois à l'avance mes vacances pour réaliser ce projet, j'avais l'espoir secret de m'en sortir, d'arrêter de manger ces sucreries qui me poussaient à aller me ravitailler de deux à sept fois par jour dans les boulangeries, et dans toutes sortes de magasins, supermarchés, station-service, boulangeries etc., en moyenne six jours sur sept, même le dimanche, et les jours fériés ainsi que dans les frigos des locaux de pause à mon travail, dans les tiroirs de mes collègues…

De fait, une fois debout le matin, je passais la moitié de la journée à mastiquer, sans pour autant prendre de poids en raison d'une très mauvaise assimilation qui s'installe parfois en cas de suralimentation chronique.

À noter que, contrairement à l'idée répandue, les mangeurs excessifs ne deviennent pas tous obèses, le résultat opposé se produit parfois sous l'effet d'une mauvaise assimilation et d'une adaptation différente du métabolisme.

Lorsque le niveau de glucose dans le sang est trop bas, notre organisme converti les graisses en glucose, ce qui fait maigrir. Si cela s'installe sur plusieurs années, l'individu peut devenir maigre voir très maigre avec un pourcentage de graisse inférieur à 5 % du poids corporel. En dessous de ce pourcentage, cela pourrait être préjudiciable pour l'individu s'il doit pour une raison ou une autre renoncer à s'alimenter.

Dans mon cas, étant habitué à fournir des efforts importants de manière quotidienne, mon organisme s'est certainement adapté à cette situation de grandes dépenses caloriques. À l'abri de la prise de poids culpabilisante, je ne me gênais pas pour grignoter dans les magasins en picorant dans les paquets de biscuits et les plaques de chocolat. J'arrivais à un dégoût de ces manières, de cette faiblesse, et surtout de ma propre personne.

Le bilan de ma vie pouvait se résumer ainsi : échec scolaire partiel, choix professionnel décevant, liens sociaux rares et superficiels, et vie affective malheureuse.

Un changement radical devait s'opérer car j'avais surmené mon organisme au point d'être près d'une situation irréversible. Je fis alors le choix du courage et de la responsabilité puisque je m'engageais dans un jeûne (absorption d'eau, tisanes, légers jus de fruits ou légumes frais), façon radicale et héroïque pour quelqu'un de si « accro » à la nourriture. Ce fut l'étape principale de ma « résurrection ».

Au terme de ce jeûne ponctué de périodes de doutes, d'angoisse, de grandes fatigues néanmoins toujours supportables puis d'une délicate période de réadaptation à l'alimentation solide, je me trouvais émerveillé d'avoir pu me détacher du sucre, des sucreries, des gâteaux et autres miels et chocolats qui avaient hanté ma vie et menacé très gravement ma santé pendant si longtemps.

Aujourd'hui, j'ai récupéré 80 % de mon potentiel, ce qui est déjà beaucoup dans mon cas. Mon corps et mon cerveau fonctionnent de nouveau de manière satisfaisante, et je travaille à mes projets avec enthousiasme. Je consomme peu de fruits, en les choisissant de préférence parmi ceux de nos régions, de saison, non traités et mûrs à point. Je consomme beaucoup de légumes, des céréales complètes, qui m'apportent le glucose et les nutriments nécessaires et je suis très prudent lorsque je mange des fruits secs que je réserve à mes activités sportives.

D'une manière générale, je consomme les aliments qui possèdent le plus de vitalité…, ce qui est parfaitement à l'opposé du sucre.

« Le sucre fait partie des quatre aliments meurtriers avec la viande, l'alcool et le pain blanc... La consommation de sucre est inutile dans toute alimentation équilibrée. » (Dr Carton)

En médecine orientale, la consommation régulière de sucre prédispose aux maladies « yin » : « Les tissus organiques se décomposent, les microbes se nourrissent à nos dépens de cet aliment providentiel pour eux, les vaisseaux sanguins se dilatent et la perte de vitalité est énorme. » (J. Mittler, *Initiation à la macrobiotique*, p. 113.)

Des études poussées aux USA ont mis en évidence le lien entre la délinquance et la consommation de sucreries. 95 % des alcooliques sont atteints d'hypoglycémie (beaucoup de dépendants à l'alcool sont violents). Dans les pays qui consomment peu de sucre, l'on recense beaucoup moins de dépressifs (Chine).

✔ *L'hypoglycémie est un problème de santé si généralisé et tellement enfoui dans les habitudes de vie que peu d'entre nous parviennent à admettre l'existence de ce mal... en occident, il est mal vu de remettre en question tout ce qui a un rapport avec le plaisir.*

L'alimentation est encore aujourd'hui un sujet tabou lorsque l'on ne met plus en première ligne la notion de plaisir. La notion de manger pour s'alimenter en vue de construire son corps, afin de récupérer son énergie, pour vivre et se maintenir en bonne santé, ne va pas de soi.

De manière globale seule la recherche de plaisir ou la crainte de prendre du poids sont motivantes dans le choix des aliments, ce qui inévitablement pousse la majorité des individus vers une consommation de produits à saveur douce (sucreries, gâteaux, céréales, pâtes, pizza, pommes de terre…) ou salée (consommation exagérée de sel, de produits à saveur salée comme les chips, biscuits apéritifs, cacahuètes, charcuteries, fromages, pains…) au détriment des autres saveurs : acide, amère et piquante… ou vers des aliments appauvris en nutriments (allégés, raffinés, amaigrissants…). L'équilibre global nécessite la consommation de produits de bonne qualité, variés dans leurs natures et dans leurs saveurs et surtout complets.

Les contraintes de la vie moderne, le stress, les exigences professionnelles et familiales, l'incertitude en l'avenir… ont également leur importance dans l'affaiblissement du système endocrinien (*glandes pituitaire, pinéale, thyroïde, parathyroïde, thymus, surrénales, pancréas et gonades*).

Le *pancréas* qui a, entre autres, le rôle de réguler le taux de sucre dans le sang fait partie de ce système appelé aussi système glandulaire.

La perte des repères, qui occasionne peurs et inquiétudes, palpable dans nos sociétés, nous incite à rechercher la douceur, le réconfort et la sécurité du cocon maternel à travers la saveur sucrée et les produits de ce type qui inondent les magasins.

En l'espace de quelques générations seulement, les habitudes alimentaires, en s'éloignant de nos besoins primordiaux, ont entraîné une rapide dégradation du niveau général de la santé, ce qu'il est facile de constater : de plus en plus jeunes, nous souffrons d'allergies de toutes sortes, de douleurs diverses, de fatigue chronique, de dépression… qui sont les prémices de troubles plus graves (les petits maux précèdent les grands).

Qui parmi son entourage connaît un seul individu en excellente santé, vivant sans médicament, ni l'appui d'excitants (sucreries, café, thé, alcool, drogues), d'irritants (consommation excessive de produits d'origines animales) ou de céréales raffinées (blanches et incomplètes) ?

Si vous dressez le constat honnêtement, vous ne trouverez probablement que quelques jeunes enfants…

L'histoire oubliée

Ou comment une substance alimentaire qui ne rentre pas dans les besoins naturels de l'être humain est devenue « indispensable »

Nos ancêtres les plus lointains, les premiers hominidés, sont vieux de plus de 5 millions d'années (les théories sont remises à jour en fonction des dernières découvertes et maintenant l'on commence à parler de 7 millions d'années). Nous consommons régulièrement du sucre concentré depuis 10 000 fois moins longtemps. Rapporté sur une échelle de 24 heures, l'humanité s'est passée de sucre concentré jusqu'à 23 heures 59 minutes et 52 secondes.

Les études les plus récentes concernant les habitudes alimentaires de l'homme préhistorique tendent à prouver que son régime alimentaire était radicalement différent de celui conté dans les manuels scolaires. Ces études fondées entre autres sur l'analyse d'excréments fossilisés, sur celle de l'usure de la dentition, sur le fait que nos ancêtres aient été vraisemblablement de modestes chasseurs… tendent à établir qu'ils pratiquaient un régime alimentaire presque végétarien, composé de fruits, de noix diverses, de céréales, et de copieuses quantités de verdure. Ils consommaient épisodiquement des œufs, de la viande, du poisson et les apports en graisses d'origines végétales et animales ne constituaient qu'environ 10 % de leur apport calorique.

Il est en tout cas certain qu'il ne consommait pas de sucre, tirant ses forces depuis toujours des produits de la terre, sans retrait ou ajout, ni autres dénaturations que celles occasionnées par la cuisson lorsqu'il parvint à maîtriser le feu. L'être humain commença à modifier de manière importante son alimentation il y a environ 10000 ans, à l'époque du néolithique. Il se sédentarise, devient cultivateur et éleveur. Cela favorisa la consommation de viande et la transmission de maladies animales à l'homme (la tuberculose, et probablement aujourd'hui la maladie de la vache folle).

Depuis le début des temps, les fruits frais, cadeaux de la nature, furent les principaux aliments contenant de manière diluée et en quantité raisonnable des sucres à absorption rapide ainsi que des minéraux, des vitamines, des enzymes, des fibres, tout cela nécessaire pour les digérer.

Les fruits frais, après digestion, influencent modestement la glycémie (taux de sucre dans le sang), ne la faisant varier que de façon raisonnable. D'autre part, ils ne conduisent pas à la dépendance. Ils participent de manière naturelle à la préservation de notre santé, en nous apportant les nutriments qui nous sont nécessaires comme les céréales complètes et les légumes lorsqu'ils proviennent de cultures respectueuses de la nature.

L'ÉGYPTE ANCIENNE, civilisation de référence dans bien des domaines, est riche en nombreux documents qui attestent de l'utilisation du miel d'une façon extrêmement restreinte, à des fins religieuses, dans le culte des dieux lors de cérémonies de consécration de nouveaux temples, et lors de sacrifices.

À l'opposé, LE PEUPLE DE MOÏSE en interdit l'usage dans les pratiques cérémonielles. On suppose que cette décision avait pour but de se démarquer de ces rites considérés comme païens. On se rend donc compte que jusqu'à cette période, le seul sucre consommé devait être du miel, en petite quantité et à des fins bien précises de rituels.

DANS L'ANTIQUITÉ, l'usage du miel se développe par la fabrication et la consommation d'hydromel (boisson alcoolisée élaborée avec les résidus d'extraction du miel et de la levure de bière). Cette consommation reste toutefois modeste puisqu'elle ne rentre pas dans les habitudes alimentaires quotidiennes, le miel étant relativement rare donc onéreux, et possédant toujours un caractère sacré relatif. Le miel, dont la production ne peut par définition devenir industrielle, est alors peu à peu remplacé par une autre substance, le *saccharum*, issu de la canne à sucre.

Vers 325 avant J.-C., sous l'impulsion de Néarque, amiral d'Alexandre le Grand, la canne à sucre arriva en occident. Bien que son origine historique reste entourée de mystère, il est néanmoins certain que le mot « sucre » relève d'une étymologie indienne. Il s'agit de la traduction et l'adaptation du terme sanscrit « *sarkara* », qui a donné naissance à toutes les variantes du mot sucre dans les langues indo-européennes.

La canne à sucre ou roseau sucré a d'abord été utilisée à l'état sauvage avant d'être cultivée. Les théories les plus récentes font remonter son origine botanique au « *saccharum robustum* » de l'actuelle Nouvelle Guinée. De ce berceau, la plante aurait émigré vers l'est, s'implantant dans les nouvelles Hébrides, la Nouvelle Calédonie, les Îles Fidji, avant de se diriger plus tard vers l'ouest et le nord-ouest pour atteindre les Philippines, l'Indonésie, la Malaisie, l'Inde et la Chine. On trouve, près de « Radjamahal » les ruines d'une ville portant le nom de « fur » (sucre), et il apparaît que le Bengale actuel portait ce même nom. De très anciens poèmes indiens attestent des croyances portant sur ses vertus thérapeutiques et sur la sacralisation de cette plante.

Les Chinois connurent également le sucre, ce « miel de roseau », plusieurs millénaires avant J.-C. À plusieurs reprises, dans *l'Ancien Testament,* il en est fait mention, en précisant que ce roseau sucré provenait d'Inde ou de Chine.

Vers le IIIe siècle avant notre ère, des marchands perses et indiens commencent à importer ce sucre sur les rivages de la Méditerranée orientale, en Arabie et en Égypte.

PLINE L'ANCIEN, au Ier siècle après J.-C., parle du sucre en ces termes :

« C'est un miel recueilli sur des roseaux, il est blanc comme la gomme, cassant sous la dent, les plus gros morceaux sont comme une aveline. On l'emploie seulement en médecine. » (Histoires natu*relles,* livre II). Ce texte indique bien que le sucre est déjà produit sous forme solide, ce qui facilite son transport par caravane à travers l'Asie mineure jusqu'aux ports de la Méditerranée pour rejoindre la Grèce puis l'empire romain.

Néanmoins, l'usage du sucre reste limité jusqu'à ce que les Arabes, qui ont envahi une grande partie de l'Asie au VIIe siècle, apportent la canne à sucre, et tentent de l'acclimater au climat ensoleillé des rives de la Méditerranée. C'est ainsi que la canne à sucre s'implante tout d'abord en Égypte, en Palestine et sur les bords du Jourdain, les Arabes ayant appris des Perses la technique de fabrication du sucre solide. Sous cette influence, la canne gagne bientôt toute l'Afrique du Nord, la Syrie, Chypre, Rhodes, les Îles Baléares, puis le sud de l'Espagne. Dans le monde chrétien, l'on ignore encore pratiquement l'existence de ce produit exotique qui arrive seulement dans les cours royales et chez les apothicaires, après de longs et aventureux voyages.

LES CROISADES et la confrontation des cultures en favorisèrent l'intérêt et l'usage en occident. Les Croisés découvrent au fil de leurs conquêtes, en Syrie et en Palestine, les plantations de canne à sucre. Rapporté par leurs soins, « ce roseau » ne tarde pas à s'implanter dans l'archipel grec, en Sicile, dans le sud de l'Italie et même dans le sud de la France. La nouvelle « épice » est vendue chez les apothicaires à des prix très élevés. L'orient reste encore deux siècles le grand fournisseur du monde occidental, dont les besoins ne cessent de croître.

Aux XIVe et XVe siècles, le commerce sucrier se développe, et Venise, qui par la puissance de sa flotte exerce un quasi-monopole du commerce, devient la grande capitale sucrière de l'Europe. Les marchands vénitiens vont chercher à Alexandrie (Égypte) le sucre qui arrive de l'Inde. Ce sucre est traité et purifié à Venise où naît, vers 1450, l'industrie européenne de raffinage. Dès cette époque, ce commerce apparaît déjà très lucratif.

La « découverte » du nouveau monde marque un tournant capital. Dès son arrivée à Hispaniola (Saint-Domingue), en 1493, Christophe Colomb introduit des plants de canne à sucre en provenance des Canaries. C'est aux environs de 1505 que pour la première fois du sucre va être fabriqué sur cette île, devenant ainsi le berceau de la production sucrière du nouveau monde. En 1518, on compte déjà à Saint-Domingue 28 fabriques de sucre et les fonds procurés par les droits d'importation du sucre en Espagne permettent la construction des palais de Charles-Quint à Madrid et Tolède. En 1520, les Portugais introduisent la canne au Brésil, puis en 1533 Pizarro fait de même au Mexique. Depuis lors, toutes les nouvelles terres découvertes et colonisées, durant les XVIe et XVIIe siècles, vont se couvrir de canne à sucre.

Dans ses récits de voyages, l'Espagnol Vasquez de Espinoza va rapporter qu'il a rencontré dans presque toutes les colonies espagnoles, depuis le Mexique jusqu'à la région de San Juan au Chili, des plantations équipées de moulin à sucre.

Vers 1750, les Français qui se sont installés en Martinique, Guadeloupe et Louisiane entreprirent à leur tour d'y cultiver la canne et d'y produire le sucre. À la même époque, les Anglais font pénétrer cette culture à la Barbade.

Ensuite, les îles françaises de l'océan indien, l'île Maurice, la Réunion, vont voir se développer cette culture en même temps que son expansion retrouve les terres proches de ses origines avec l'implantation à Formose, en Indonésie, aux Philippines, à Hawaï.

L'exploitation des Antilles et des nouveaux territoires se déroulait jusqu'alors principalement en exploitant les mines et par les récoltes des épices, ce qui aboutit rapidement à l'extinction de la main-d'œuvre indigène. À l'arrivée de la canne à sucre, il sembla alors nécessaire de trouver de nouvelles sources de main-d'œuvre.

Dans la première moitié du XVe siècle à Madère, les planteurs étaient blancs, mais il s'agissait de condamnés, de débiteurs, de laissés pour compte, de Juifs qui refusaient de se convertir… en bref d'hommes en situation de quasi-esclavage.

Comme pour la culture du café et du tabac, il fallut trouver de la main-d'œuvre pour défricher, planter, sarcler, couper, rentrer la canne, dans des conditions climatiques extrêmes ; de plus, les machines n'étant pas encore beaucoup employées, la main-d'œuvre était nécessaire pour broyer la canne à sucre. Les machines à vapeur se diffuseront après l'abolition de l'esclavage, vers 1850.

Il vint alors à l'esprit de certains de recruter une main-d'œuvre forcée en Afrique. Le travail dans les plantations, nécessaire pour l'enrichissement de quelques-uns, précipita le sacrifice, la souffrance, la destruction culturelle de nombreux peuples africains. Payons-nous par les maladies et troubles de santé liés au sucre le mal inexpiable que certains hommes d'affaires ont engendré ?

Vers 1770, débuta un mouvement médical et politique qui visa à interner ou incarcérer un nombre important d'individus considérés comme fous, comprenant les sorcières, les possédés, les déments, les victimes de psychoses, les schizophrènes, les adeptes de l'auto-érotisme…

À cette époque la médecine se coupait définitivement de ses origines, c'est-à-dire des guérisseurs et des chamans, en les considérant comme des agents du diable et ne jurait déjà que par la science avec ses excès dogmatiques.

Le rapprochement statistique du nombre de malades mentaux et de l'explosion de la consommation de sucre ne se fit que bien plus tard par les précurseurs de la Psychiatrie Orthomoléculaire, comme les docteurs A. Hoffer, A. Cott, A. Chéraskin, et Linus Pauling, double prix Nobel.

« Ces éminents chercheurs ont confirmé que la maladie mentale est un mythe et que les désordres émotifs peuvent tout simplement n'être que les premiers symptômes de l'incapacité évidente du système sanguin à supporter le stress et la dépendance au sucre ». La consommation de sucre qui deux siècles auparavant était dérisoire est déjà devenue un problème de santé publique.

À la veille de la révolution française, l'hexagone a acquis la première place dans le commerce et le raffinage du sucre en Europe (80 000 tonnes en 1789), en fournissant le nord du continent.

Il faut attendre Napoléon Ier au début du XIXe siècle pour voir se développer sous son impulsion la culture de la betterave à sucre, le blocus britannique empêchant l'approvisionnement de la France.

L'idée de produire du sucre en France, en partant d'une plante métropolitaine, avait fait son chemin et suscitait l'intérêt de nombreux chercheurs. En 1786, Frédéric Achard construisit une fabrique expérimentale dont les résultats furent si satisfaisants que plusieurs furent édifiés en Allemagne. Sa notoriété grandit à l'étranger au point que deux petites usines furent construites dans la région parisienne. De nombreux savants vont alors œuvrer à améliorer les techniques de fabrication. En 1811, Napoléon ordonne que 92 000 hectares de terres soient livrés à cette culture. Les techniques de raffinage du sucre progressèrent au point de parvenir à la fabrication de pains de sucre de betterave aussi purs et blancs que des pains de sucre de canne.

À la fin du premier empire, le sucre des colonies fait son retour, et en quelques jours, le sucre de betterave perd 75 % de sa valeur, ce qui entraîne la fermeture d'un grand nombre d'usines. Ce ne sera que provisoire. En 1828, la France compte 565 usines sucrières de betteraves réparties sur 44 départements métropolitains. Cédant aux plaintes des producteurs et négociants coloniaux, le gouvernement propose une loi soutenue par l'écrivain Lamartine pour interdire la fabrication du sucre de betterave. Le projet est repoussé et la fabrication du « nouveau sucre » progresse pour atteindre 75 000 tonnes en 1850 et 450 000 tonnes en 1875.

En 1900, le monde consomme 8 millions de tonnes de sucre et en produit 9 millions environ (les premiers excédents !).

La France produit quant à elle 600 000 tonnes de sucre de betteraves. L'abolition de l'esclavage dans les colonies françaises (1794) entraîne le renchérissement du prix du sucre de canne et pénalise sévèrement les importateurs.

La première guerre mondiale a des effets désastreux sur la production européenne. Les plus importantes régions de cultures betteravières, ainsi que les usines de raffinage du sucre, en France notamment, sont situées dans les zones de combat et se trouvent donc inexploitables ou détruites.

Lorsque cette production retrouve son niveau d'avant-guerre, en 1920, le marché mondial, largement approvisionné en sucre de canne, connaît une grave crise (excédents de 4 millions de tonnes).

Les prix mondiaux s'effondrent mais la course à la production se poursuit jusqu'aux environ de 1930. Divers efforts pour réguler la production aboutissent à la naissance du « conseil international du sucre » (1937).

La deuxième guerre mondiale voit à nouveau la production et la consommation mondiale chuter. Elle passe de 30 à 19 millions de tonnes. Après la guerre, le potentiel industriel se releva d'autant plus vite que les besoins et les nouvelles habitudes alimentaires de l'humanité croissaient rapidement. En 1951-1952 la production atteignait 36 millions de tonnes pour une consommation de 33 millions de tonnes. Les stocks mondiaux s'élèvent alors à 13 millions de tonnes. En 1953 une nouvelle convention internationale, sous l'égide de l'O.N.U., aboutit à un accord qui rétablit le système de quotas d'exportations, assorti de mesures de régulations des cours. En 1958 la crise entre les USA et Cuba fait perdre toute efficacité à cet accord.

La production de sucre de canne représente maintenant suivant les variations annuelles entre 65 et 70 % de la production mondiale de sucre, pour une production totale de 123,4 millions de tonnes EN 1996. (Source: FAO STAT.)

- **La production a continué encore à augmenter et a atteint en 2005-2006, 149,7 millions de tonnes (données de FAO STAT).**

À titre significatif, la production mondiale de sucre est passée de 11,3 millions de tonnes en 1900-1901, à 123,5 millions de tonnes en 1996-1997 (multipliée par 11). Durant la même période, la population mondiale est passée de 1 milliard 650 millions en 1900 à 5 milliards 772 millions en 1996 (multipliée par 3,5).

En bref, la consommation de sucre a augmenté au cours du XXe siècle 3 fois plus rapidement que l'accroissement de la population.

Suivant les variétés, les betteraves contiennent entre 6 et 21 % de sucre. Les différentes sortes de cannes à sucre permettent l'extraction de 11 à 18 % de sucre.

Le sucre est associé au développement de l'industrie, à l'agriculture intensive et à la chimie. Comme pour le pavot, le tabac ou le vin, l'usage des substances sucrées, d'abord ésotérique et sacralisé, est réservé à quelques-uns (chamans, sorciers, prêtres, rois, pharaons). Elles passent ensuite aux mains des puissants, de ceux qui détiennent le pouvoir, puis servent au trafic commercial pour enrichir quelques individus sans scrupule, pour aboutir enfin à la dépendance et à la destruction de l'homme.

La plupart des pays d'Amérique latine ont abandonné la culture de subsistance pour la culture d'exportation de sucre, mais aussi de cacao, d'ananas, et autres fruits exotiques. Ce système économique a maintenu des millions de personnes en esclavage et complètement transformé les rapports ethniques, créant de nombreuses guerres meurtrières, entre noirs, autochtones, blancs et métis. Cuba a dû s'allier avec l'URSS pour pouvoir continuer à exporter le sucre que les Américains refusent toujours de leur acheter.

L'industrie du sucre est un secteur incontournable dans l'élaboration des stratégies commerciales. La consommation de sucre n'a jamais cessé de progresser depuis son introduction dans notre alimentation, jusqu'à atteindre des quantités phénoménales si nous faisons l'addition de tout le sucre que nous consommons, que ce soit directement ou dans les produits manufacturés.

En occident, la consommation est passée de 1 à 2 kg par an et par habitant au début du XVIIIe siècle, de 5 à 8 au début du XIXe siècle, pour atteindre 25 à 38 kg en 1900. La deuxième guerre mondiale a entraîné un abaissement de la consommation de sucre qui s'est fait heureusement sentir par une amélioration étonnante de la santé des populations occidentales. Mais une fois la guerre finie, la consommation de sucre reprit de plus belle.

En 1970, l'Angleterre consommait 54,5 kg de sucre par an et par habitant, l'Irlande 47 kg, les USA et le Canada 46,4 kg sans tenir compte de la consommation de miel, de mélasse, de sirop d'érable, de sirop d'orge, de maïs.

Il est utile de noter qu'au cours des 300 dernières années, la consommation en occident est passée de moins de 2,3 kg à plus de 46 kg par an et par habitant, cela étant un résultat moyen incluant les bébés, et les personnes qui par sagesse personnelle ne consomment que très peu de sucre ainsi qu'un grand nombre d'individus qui en consomment plus de 90 kg et même certains au-delà de 130 kg par an.

Seulement un quart du sucre produit est vendu directement sous cette forme (morceaux, poudre, cristallisé...). Les trois quarts du sucre produit sont utilisés d'une manière indirecte (industries alimentaires, chimie).

En prenant du recul, nous nous apercevons que notre alimentation s'est considérablement éloignée de nos besoins originels :

Si l'on ajoute au sucre les céréales raffinées (pain blanc, riz blanc, farines blanches…), les graisses et huiles raffinées, les conserves, les noix salées, l'imposante quantité de viande, de poissons et de volailles de toutes sortes, les vins et alcools, le tabac, le café, les conservateurs et autres produits chimiques, les médicaments… nous nous apercevons que ce régime n'a plus aucun rapport avec l'alimentation de nos ancêtres qui avaient pourtant une vie rude, exposée à des prédateurs et à une nature dangereuse.

Le raffinage dénature les aliments en les privant de certaines substances vitales comme les minéraux, les vitamines, les enzymes… dans de grandes proportions ou intégralement. Les enzymes, vitamines et autres minéraux sont indispensables pour la digestion de ces aliments et seront prélevés dans les réserves vitales de l'organisme au détriment de la santé et de l'équilibre.

Les habitudes de consommation et le mode de vie artificiel que nos sociétés occidentales génèrent représentent les causes de tous nos maux. Ces habitudes deviennent pourtant maintenant le modèle en termes de mode de vie pour de nombreuses populations alors même qu'elles entraînent la majorité d'entre nous vers la souffrance, la maladie et une mort prématurée.

L'HYPOGLYCÉMIE N'EST QU'UNE ÉTAPE VERS DES PATHOLOGIES PLUS GRAVES. Nous devons nous interroger rapidement sur les raisons véritables de nos souffrances, et ne plus les refouler au fond de nous-même en estimant qu'elles sont inévitables et inhérentes à la vie moderne. C'est au prix d'un effort de remise en question de nos croyances que nous pourrons échapper à une vie de souffrance et de malheur, en commençant par prendre conscience de l'importance de la qualité de notre alimentation.

Une substance universelle

Nous pouvons nous rendre compte facilement de la quantité de sucre visible que nous consommons, qu'il soit en morceaux, en poudre, liquide, cristallisé, qu'il s'agisse de miel ou d'aliments hautement sucrés comme la confiture, le chocolat... car la saveur douce est évidente. La plus grande partie du sucre que nous consommons se présente néanmoins sous une forme cachée.

Il n'est pas toujours aisé, en effet, de prendre conscience que du sucre a été ajouté dans les produits que nous achetons. Nous ignorons donc globalement en quelle quantité nous en consommons. Peu de gens savent que la grande majorité des produits provenant des industries alimentaires contient du sucre. Il convient donc de les éviter tous, et pas seulement les sucreries, comme les bonbons, les gâteaux, les biscuits, les sodas ou le chocolat.

Il est capital de prendre conscience que les industriels se servent du sucre pour des raisons économiques, stratégiques et surtout pour nous conditionner à ne plus pouvoir nous passer de cette saveur douce... à des fins commerciales.

Le sucre est généralement employé pour masquer le goût de matières premières de qualités moyennes, pour donner de la consistance aux produits, pour améliorer la structure des préparations à base de farines (pâte plus malléable), comme agent de fermentation (pain), pour la conservation car le sucre immobilise la croissance de la plupart des micro-organismes s'il est additionné d'eau en proportion suffisante, pour renforcer la perception d'un arôme, pour obtenir après chauffage une transformation de la couleur (caramélisation) utile pour les sodas et les bières, pour contrebalancer une saveur acide, et surtout pour entretenir le goût des mets sucrés.

Cette concentration en sucre que renferment les aliments industriels incite à reprendre plusieurs fois de ces produits et donc à manger plus que nécessaire. Le but évident est de favoriser l'importance et la fréquence des achats.

Cette incitation à manger bien au-delà de nos besoins physiologiques ne prend fin qu'après de multiples maladies, souffrances physiques et morales, en somme après un gâchis considérable. Cette quantité de sucre visible et caché, si nous en effectuons la somme, indique l'importance de la domination que cette substance exerce sur nous et par conséquent l'importance des risques auxquels nous nous exposons.

Les industriels, très habiles, utilisent différents termes pour mentionner l'utilisation de sucre ou de la saveur sucrée dans la fabrication de leurs produits : sucre, glucose, sirop de glucose, fructose, sirop de sucre, dextrose, miel, dextrines, malto-dextrines, sucre inverti, lactose, sucre de lait, maltose, sirop de céréales, de blé, de maïs, de malt, jus de fruits concentré, jus de pommes concentré, jus de citrons concentré, amidon, sucre d'amidon, sirop de candi etc.

Nota bene : dans la liste des ingrédients que vous pouvez lire sur un produit, l'ordre qui est employé dans l'énumération des composants est décroissant. Il débute avec l'ingrédient en plus forte concentration.

Une confusion courante et souvent faite : le sucre de canne n'indique pas autre chose que la matière première dont est issu le sucre. Lire « sucre de canne » sur un emballage ne veut pas dire qu'il s'agit de sucre de canne complet.

Si aucune mention n'est faite, il s'agit toujours de sucre blanc.

Par contre le goût du sucre de canne est plus agréable que le goût du sucre de betterave.

Du sucre se trouve dans :

- Les biscuits, les biscuits apéritifs.
- Les bonbons, les caramels, les cachous, les chewing-gums, le nougat…
- Les boissons instantanées en poudre à base de plantes, le café, le cacao, la chicorée.
- Les boissons isotoniques (pour sportifs).

- Le jus de tomates, les jus de fruits.
- Les céréales pour le petit-déjeuner : corn flakes, céréales soufflées, müeslis…
- Les barres de céréales.
- Les compléments alimentaires (excipient), les médicaments, les sirops contre à la toux.
- Les eaux minérales aromatisées.
- Les compotes, les confitures, les pâtes chocolatées.
- Les charcuteries (jambon…), les préparations pour hamburgers.
- Les conserves de fruits en boîte, les pâtes en boîtes (raviolis…).
- Les légumes râpés sous emballages.
- Les crèmes glacées, les entremets, les sorbets. Les enrobages de fruits secs.
- Les jus de fruits à l'exception de ceux qui portent la mention « sans sucre ajouté ».
- Beaucoup de produits laitiers aromatisés.
- Les mélanges industriels : les laitages-céréales ou les laitages-fruits, le lait concentré.
- Les boissons alcoolisées (vins, apéritifs, liqueurs, cidre, la bière, où le sucre est utilisé pour accélérer la fermentation et pour intensifier la coloration grâce au caramel).

- Les produits pour bébés.
- Les plats préparés frais ou surgelés, les préparations à base de poisson reconstitué…
- Les pains (pour accélérer la fermentation).
- Le pain de mie, les biscottes, les viennoiseries… Les sauces tomate, les sauces en conserve, les mayonnaises préparées, le ketchup.
- Les plats préparés à réhydrater, les sandwichs conditionnés.
- Les préparations surgelées pour pâtes feuilletées ou brisées.
- Les préparations de condiments, la moutarde. Les pains d'épices, les pâtes d'amandes.
- La limonade, les sodas, les jus de fruits pétillants. Les potages en briques, les soupes.
- La pâte d'arachide industrielle.
- Certaines boissons et certains desserts au soja. Les tablettes énergétiques pour le sport.
- Les dentifrices et les solutions liquides pour nettoyer les dents (pour le goût).
- Les produits de beauté (lait corporel…), le spray buccal.
- Les gels douche, la crème solaire…
- De nombreux aliments préparés pour les chiens et les chats contiennent également du sucre

ajouté, ce qui vraisemblablement les expose aux mêmes troubles et aux mêmes risques de dégénérescences.

- Le sucre est également additionné à des produits non alimentaires comme la lessive, les adhésifs, le tabac (5 à 20 %), les pâtes dentifrices (édulcorants…).

Cette liste n'est pas exhaustive et je découvre régulièrement de nouveaux produits contenant du sucre ou un dérivé.

À l'heure actuelle la consommation directe de sucre, en morceaux ou en poudre, diminue régulièrement pour être largement contrebalancée par une consommation indirecte, souvent à notre insu.

Le secteur en grande expansion est celui des boissons, des jus et autres sodas de toutes sortes contenant souvent un taux de sucre hallucinant auquel sont ajoutées des substances excitantes, stimulantes. Il est important de savoir que le sucre dilué dans de l'eau est encore plus rapidement assimilable. Dans une étude publiée par « Diabetes Care » (1998, vol. 21, numéro 5, p. 711). J.-L. Sievenpiper montre que le sucre élève beaucoup plus rapidement la glycémie s'il est dilué dans de l'eau.

Pour adoucir le goût des pâtes dentifrices, les fabricants ajoutent des sucres artificiels et des produits chimiques dans ces tubes. Les muqueuses de la bouche absorbent partiellement ces substances artificielles qui contribuent donc à la pollution intérieure de l'organisme.

Des études tendent à montrer que la quantité de sucre ajoutée au tabac (avec d'autres substances) pour la fabrication des cigarettes ou du tabac pour la pipe, augmente considérablement les risques de développer un cancer des poumons alors que les peuples qui fument encore un tabac naturel, sans adjonction de sucre ou de produits chimiques (plusieurs milliers), ne sont que très peu exposés aux cancers des fumeurs.

Selon le docteur Passey, expert britannique en matière de tabac :

« L'Angleterre et le pays de Galles ont le taux de cancer du poumon chez les hommes le plus élevé du monde. Les cigarettes anglaises renferment le taux de sucre le plus élevé au monde, 17 %. Les Français fument, par tête, à peu près les deux tiers des cigarettes que fument les Anglais. Leur taux de cancer du poumon est le tiers, et leurs cigarettes sont faites de tabac séché par air, avec 2 % seulement de sucre. » Il faut rajouter pour la fine bouche le fait que la plupart des produits, en dehors du tabac déjà cité, contiennent également nombre d'additifs tels qu'exhausteurs de goût, conservateurs, stabilisants, colorants, émulsifiants... Ces substances rentrent vraisemblablement en interaction avec le sucre et les produits chimiques provenant des méthodes de cultures, et de conservations... leurs effets s'ajoutant ou se multipliant.

Aperçu biologique

Le saccharose fait partie des substances riches en calories, mais dénuées de vitamines, enzymes, minéraux et oligo-éléments et fibres.

Malheureusement, pour ceux qui ne voudraient pas comprendre et abandonner leur consommation de produits dénaturés, il faut savoir que notre corps se renouvelle en partie chaque jour, et pour cela il a besoin de matériaux de construction que le sucre et les aliments raffinés ne contiennent plus.

Le sucre consomme les minéraux de l'organisme pour son métabolisme, sans en apporter, d'où son effet déminéralisant. Le sucre est appelé par les nutritionnistes "le voleur de calcium" car sa digestion demande à notre organisme de lui apporter du calcium puisé dans nos réserves, qu'elles proviennent des os, des dents ou des cheveux… pour que nous puissions le digérer. La première prévention de l'ostéoporose et de la carie dentaire sera donc la suppression du sucre raffiné, visible et caché.

Les grands consommateurs de sucreries s'exposeront donc à des carences minérales, à des cheveux ternes, à des chutes de cheveux exagérées, à des ongles cassants, à des troubles nerveux… Pour sa digestion, le sucre pur a aussi besoin de vitamines du groupe B qu'il doit dérober aux réserves vitales de l'individu qui en consomme. Ces vitamines participent au bon équilibre nerveux, déjà particulièrement sollicité par le mode de vie « moderne ».

Termes généraux

SUCRE : Nom donné aux glucides qui sont solubles dans l'eau.

GLUCIDE : substance naturelle ou artificielle, composée de carbone, d'hydrogène et d'oxygène.

HYDRATE DE CARBONE : composé organique constitué uniquement de carbone.

AMIDON : il constitue la réserve de sucre issue d'aliments d'origines végétales. C'est la principale source de sucres complexes à absorption lente. On le trouve principalement dans le blé, le seigle, les légumes secs, le pain, la semoule, les pommes de terre (fécule), le maïs.

C'est un glucide constitué de longues chaînes d'entités glucose. C'est un polysaccharide.

Insoluble dans l'eau froide. Dans l'eau chaude il se gélatinise.

GLYCOGÈNE : c'est le sucre de réserve de l'être humain, stocké dans le foie et les muscles, jouant un rôle important dans la régulation de la glycémie sanguine, ainsi que dans le processus énergétique de la contraction musculaire.

« OSE » : La terminaison « ose » indique qu'il s'agit d'un sucre.

SUCRES RAPIDES : dit des sucres ou « ose » à courtes chaînes de carbone facilement « cassable » par le travail enzymatique ce qui va permettre une assimilation rapide. Il s'agit du sucre et de ses dérivés.

SUCRES LENTS : dit des sucres à longues chaînes de carbone dont la digestion sera naturellement plus longue ainsi que leurs transformations en glucose. Il s'agit en particulier des produits céréaliers (pâtes, riz etc.)

Principales sortes de sucres utilisés dans l'alimentation

CASSONADE : C'est un sucre granuleux aux reflets dorés, s'obtient par cristallisation sous vide du sucre de canne roux.

Du sucre recoloré peut-être vendu sous cette appellation.

DEXTRINE : ce sont des dérivés de l'amidon prédigéré. Biscottes, « pilpil », flocons de céréales, céréales soufflées..., sont le résultat de la dégradation exercée par les acides sur les amidons.

DEXTROSE : obtenu à partir d'un sirop de glucose par hydrolyse (décomposition chimique d'un corps par fixation d'eau), filtré, purifié et concentré pour être ensuite cristallisé de la même manière que le sucre. Pouvoir sucrant inférieur au saccharose ; utilisé pour apporter une texture ou une coloration particulière aux produits alimentaires, et servir de support de fermentation.

FRUCTOSE : il ressemble le plus par son aspect au sucre blanc (saccharose). Sa bonne image de marque provient sans doute à tort des fruits, qui en contiennent en effet de 20 à 40 %. Pourtant, même s'il est intéressant pour les diabétiques en raison de son indice glycémique bas, il ne peut se prévaloir de l'attribut de naturel et encore moins de complet car non seulement il ne provient pas de fruits mais de plus il est obtenu par scission moléculaire du saccharose (glucose + fructose), ce qui en fait un produit encore plus raffiné que le sucre blanc. Il est le résultat d'une étape supplémentaire du raffinage de la canne à sucre ou de la betterave sucrière. **Indice glycémique : 20**

FRUCTO-OLIGOSACCHARIDE (F.O.S.) : constitué d'une chaîne d'unités fructose (entre 2 et 20) liée à une unité de glucose, produit par voie enzymatique. Pouvoir sucrant de 30 à 50 %, celui du saccharose. Plus le nombre d'unités fructose est grand, plus le pouvoir sucrant diminue.

Les F.O.S se trouvent naturellement dans les fruits et les légumes. Ils favorisent une prolifération des bactéries lactiques (bactéries utiles) dans les intestins. Ils favorisent donc la santé.

GALACTOSE : sucre simple qui permet l'assimilation du calcium contenu dans le lait quand celui-ci est consommé par le petit de la même espèce. Si ce n'est pas le cas, les hormones, également présentes dans le lait et propres à chaque espèce, n'en permettent pas une assimilation convenable et surchargent les organes d'éliminations (foie, reins, peau).

GLUCOSE : les aliments que nous mangeons sont digérés, et suivant le type de glucides (sucres au sens général), notre système digestif scinde les molécules de carbone afin d'en tirer le glucose (sucre simple) qui devient le carburant numéro 1 (glycogène). Si nous mangeons des aliments complets, ce processus se déroule lentement et progressivement, ce qui permet une distribution régulière. La consommation de sucre pur ne permet pas cette distribution lente et progressive ; notre organisme est alors inondé par un flot de sucre déjà utilisable qui dépasse de loin sa demande et ses capacités de régulations.

Indice glycémique : 100 (Indice de référence)

ISOGLUCOSE OU SIROP DE GLUCOSE À HAUTE TENEUR EN FRUCTOSE : obtenu à l'issue d'une hydrolyse poussée de l'amidon, complétée par une transformation d'une partie du glucose contenu en fructose. Le taux de fructose est généralement de 42 %, le complément étant du glucose et d'autres types de sucres.

LACTOSE : sucre double composé de glucose et de galactose. Il est présent dans le lait des mammifères. Sa digestibilité diminue avec l'âge. Notons que nous sommes la seule espèce animale à consommer du lait à l'âge adulte, ce qui peut être considéré à juste titre comme contre nature. Le lait doit plutôt être réservé pour les jeunes enfants jusqu'à l'âge de six ans et consommé en quantité raisonnable quand il ne provient pas de la même espèce. Il est préférable de consommer des produits dérivés et plus digestes comme les yaourts ou le fromage blanc. **Indice glycémique : 90**

LEVULOSE : autre nom du fructose.

MALTOSE : composé de l'association de deux molécules de glucose, se trouve dans de nombreuses graines (sucre de malt). **Indice glycémique : 108**

MALT D'ORGE : appelé aussi sirop d'orge, il résulte de l'action des enzymes naturels sur le grain d'orge au cours du maltage, donnant un produit sirupeux contenant des dextrines, du maltose et du glucose. Sa digestibilité est bonne, notamment pour les bébés, dont l'appareil digestif n'augmente en efficacité que progressivement, et qui ne mastiquent pas.

MANNOSE et XYLOSE : se trouvent dans les baies et dans certains végétaux. Ils présentent un intérêt diététique réel, car absorbés par osmose beaucoup plus lentement que la plupart des sucres ainsi que le pain. Recommandés au diabétique en petite quantité. Peu utilisés en raison de leur prix élevé.

SACCHAROSE (ou SUCRE) : lorsqu'on parle de sucre en général, il s'agit de celui-ci. Il est principalement issu de la canne à sucre et de la betterave sucrière. On le rencontre généralement pur et blanc ou roux et partiellement raffiné. Le sucre roux commercialisé dans les grandes surfaces n'est le plus souvent que du sucre blanc que les industriels peu scrupuleux colorent artificiellement pour lui donner un aspect roux, en vue de faire croire au consommateur déjà informé des méfaits du sucre qu'il achète un sucre moins malsain. Le sucre est un produit particulièrement concentré, pur à près de 100 %. Par comparaison, la concentration en sucre des fruits frais ou des légumes-racines (carotte, betterave…) n'atteint qu'un pourcentage peu élevé (de 6 à 15 %). Les procédés d'usinage (raffinage) retirent au sucre les principes vivants qui l'accompagnent à l'état naturel, ce qui est la source principale des problèmes de santé liés à sa consommation. Le saccharose est le résultat de l'association de glucose et de fructose. **Indice glycémique : 70**

SUCRE BLANC ou SACCHAROSE : c'est le sucre courant. S'il n'est fait d'aucune mention il s'agit de sucre de betterave raffiné à 99,99 %.

Existe en poudre, cristallisé ou en pierre.

✔ Le produit vendu sous le nom de « sucre » est toujours du saccharose. Les produits issus par exemple du maïs sont vendus sous d'autres noms tels que dextrose, glucose, isoglucose, sirops de glucose.

SUCRE CANDI : obtenu par cristallisation lente du sirop, ce qui forme des cristaux. Ce nom vient du mot « sucre » en arabe « qandi »

SUCRE LIQUIDE INVERTI OU SUCRE INVERTI : Solution aqueuse de saccharose partiellement inverti par hydrolyse (décomposé par l'eau, le saccharose se transforme en glucose et fructose)

SUCRE GÉLIFIANT : sucre cristallisé additionné de pectine de fruit et d'acide citrique naturel. Utilisé pour les confitures.

SUCRE VANILLE : sucre parfumé à la vanille, à utiliser pour la confection des desserts.

SUCRE GLACE : sucre en poudre, broyé très finement auquel on a ajouté un peu d'amidon pour éviter qu'il ne coagule. S'utilise surtout en pâtisserie.

SUCRE BLOND ou ROUX : il est partiellement raffiné car débarrassé de la mélasse par chauffage et centrifugation. Les sels minéraux qui subsistent sont en proportion de 8 à 10 fois plus importants que ce que l'on peut comptabiliser dans le sucre blanc. Ce sucre est pourtant beaucoup plus proche du sucre blanc que du sucre complet.

De plus, le sucre roux n'est souvent que du sucre blanc coloré par du caramel ou de la mélasse pour lui donner une teinte plus attractive à bon compte.

En bio., le sucre parfois appelé roux est du sucre complet plus ou moins raffiné.

VERGEOISE : sucre moelleux provenant du sucre recuit.

Sucres de synthèse (édulcorants)

Les édulcorants ont été pour la plupart d'entre eux découvert par hasard alors que des chimistes avaient accidentellement goûté des produits qu'ils avaient synthétisés dans d'autres buts. E quelque chose, par exemple E951 représente la numérotation en vigueur dans l'union européenne pour l'aspartam.

ALITAME : découvert en 1985, il a un pouvoir sucrant 12 fois supérieur à celui de l'aspartam, c'est-à-dire 600 fois supérieur à celui du sucre.

ASPARTAM (E 951) : découvert en 1965. l'aspartam résulte de la combinaison de l'acide aspartique et de l'acide phénylalanine qui séparément n'ont pas une saveur sucrée. Il est dégradé dans le corps en acide aspartique, en phénylalanine (un acide aminé) et en méthanol. Ce dernier est toxique mais peut-être éliminé par l'organisme car les quantités formées sont petites. C'est un édulcorant intense, contenant autant de calories que le sucre pour un pouvoir sucrant 200 fois plus élevé. L'aspartam perd son pouvoir sucrant à la cuisson. Il est le seul édulcorant autorisé aux USA malgré les controverses qu'il suscite.

ACÉSULFAME DE POTASSIUM OU ACÉSULFAME-K (E950) : Découvert en 1967 édulcorant intense, au pouvoir sucrant de 120 à 140. À forte concentration développe un goût amer.

CICLAMATES (E 952): dérivé du benzène, découvert en 1937, dépourvu de calories, possède un pouvoir sucrant équivalent à 30 fois celui du sucre. En France, autorisé seulement pour la vente en pharmacie, commercialisé au Canada mais interdit aux USA et en Grande-Bretagne parce que certaines personnes métabolisent cet édulcorant en une autre substance qui à forte dose, occasionne des cancers de la vessie chez le rat. Il a été longtemps suspecté d'être cancérigène chez l'homme avant d'être déclaré légal.

ERYTHRITOL: découvert en 1874, il est présent dans les lichens, les fruits, le soja. Il est moins sucré que le saccharose mais ne cause pas de caries et n'apporte pas de calorie. Il peut être produit à partir du glucose par fermentation en présence de levures appropriées.

LACTITOL (E466): C'est un polyol fréquemment utilisé comme édulcorant artificiel et comme laxatif. Son pouvoir sucrant est de 90 % celui du sucre. Il a une saveur douce sans arrière-goût et est utilisé dans diverses matières alimentaires, entre autre les chewing-gums.

En cas de consommation quotidienne dépassant 15 à 20 grammes, le lactitol a un effet laxatif. Il s'agit d'un laxatif osmotique: il retient l'eau dans l'intestin, ce qui entraîne un amollissement progressif des selles et une augmentation du volume du contenu intestinal. De plus, il stimule le péristaltisme.

MALTITOL (E 965) : issu du maïs, il n'élève pas la glycémie, mais son pouvoir sucrant est faible.

MANITOL (E 421) : Il est fabriqué à partir d'une algue.

NÉOHESPÉRINES (E 959) : semi-synthétique, obtenu par hydrogénation de composés extraits de fruits de la famille des citrus. Pouvoir sucrant environ 1 600 fois supérieur au saccharose.

SACCHARINE (E 954, IMIDE SULFOBENZOÏQUE) : sucre artificiel dérivé du goudron de la houille. Découvert en 1879 par le chimiste Fahlberg qui travaillait sur les dérivés de la houille. Sa structure est complètement différente de celle du saccharose. Il ne contient aucune calorie. Édulcorant intense, pouvoir sucrant de 300 à 700 fois supérieur au sucre, utilisé principalement dans les boissons gazeuses et la confiture. Elle a l'avantage de ne pas nécessiter de grande quantité (et n'apporte donc pas les calories du sucre).

SORBITOL (E 420) : son nom vient du fait qu'il se trouve à l'état naturel dans certaines baies (sorbier) ou fruits mais est il est fabriqué industriellement à partir du glucose par hydrogénation sous pression ou réduction électrolytique. On le trouve dans les bonbons, les dentifrices ou encore les crèmes cosmétiques.

SUCRALOSE : Découvert en 1976. Édulcorant de synthèse fabriqué à partir de sucre ordinaire et de chlore. Il est dérivé du saccharose par substitution de 3 groupements hydroxyles par 3 atomes de chlore. Une infime partie du sucralose est ingérée et dégradée en Chlorofructose et chloroglucose qui sont toxiques, mais les quantités seraient tellement minimes que le corps pourrait s'en débarrasser sans dommage disent les chercheurs. Pouvoir sucrant 600 fois plus élevé que celui du sucre. Stable à l'exposition à la chaleur, contrairement à la plupart des autres édulcorants.

SUCROSE : autre nom pour désigner la saccharose.

THAUMATINE (E 957) : mélange de deux protéines isolées d'un fruit tropical africain. Produit par génie génétique. Pouvoir sucrant 2000 fois supérieur au saccharose, d'origine végétale. Se dégrade rapidement sous l'effet du chauffage. Utilisé dans les chewing-gums et dans certaines boissons rafraîchissantes.

LE XYLITOL : il possède quasiment le même pouvoir sucrant que le saccharose, le même pouvoir calorique mais ne cause pas de carie. Son origine est naturelle. On le trouve dans les fraises, les framboises, les prunes, le chou-fleur. Il est aussi extrait de la sève de bouleau (xylane) ainsi qu'après dégradation de polysaccharides présents dans le bois, la canne à sucre, le maïs et le coton. Il est utilisé dans les bonbons, les pastilles pour la gorge et les chewing-gums. Il crée une sensation de fraîcheur dans la bouche car au contact de l'eau, il absorbe de la chaleur en se solubilisant.

C'est un édulcorant de charge faisant masse comme le sucre, mais moins sucrant et énergétique. Fermente peu dans la bouche.

Les polyols

SORBITOL (E 420), MANNITOL (E 421), ISOMALT (E 463), MALTITOL (E 465), LACTITOL (E 466), XYLITOL sont des polyols appelés aussi sucres alcool. Ils sont obtenus par hydrogénation catalytique de glucides à hautes températures. Ce sont des édulcorants de charge, ils ont un pouvoir sucrant inférieur à celui du saccharose et sont utilisés dans la confiserie industrielle (bonbons, chewing-gums, pâtes à tartiner...). Ils sont autorisés en France en alimentation humaine dans la catégorie des additifs (arrêté du 22-07-1994). Effets secondaires: du fait de leur mauvaise absorption partielle, risquent de provoquer des troubles gastro-intestinaux au-delà de 20 à 50 mg par jour selon les individus.

Cette liste n'est pas exhaustive.

✔ **Les polyols ne sont pas autorisés dans les produits destinés aux nourrissons et enfants en bas âge.**

Les édulcorants sont des « faux sucres » qui trichent avec notre corps. Lors de l'absorption de ces substances, les informations envoyées au cerveau sont en effet les mêmes que lorsque nous consommons du saccharose. Pourtant notre organisme ne recevra pas de glucose ; malgré la saveur sucrée, la composition chimique ne correspond pas au sucre. Les organes qui devaient traiter l'afflux de sucre se fatiguent sans même avoir pu recevoir leur dose. L'information, avertissant que les cellules vont recevoir du glucose, est bien envoyée sans pour autant qu'à l'arrivée du glucose ne leur parvienne. Cela ne peut que participer à l'épuisement progressif de l'organisme, ainsi qu'à son empoisonnement, puisque ces produits totalement ou partiellement chimiques ne peuvent être correctement traités par le foie puisqu'ils n'existent pas dans la nature. Ces substances seront stockées dans cet organe ou dans d'autres tissus (réserves graisseuses) avec des conséquences à long terme lorsqu'elles se modifient. On a longtemps accusé ces édulcorants d'être cancérigènes. Quoi qu'il en soit, si leurs goûts remplacent celui du sucre, ils n'en ont pas les propriétés biologiques et le principal reproche que leur adressent les nutritionnistes est d'entretenir le goût et le besoin du sucre.

Les principaux sucres « naturels »

AMASAKE : matière sucrante qui se forme lorsque l'on mélange du blé cuit avec du Koji (amidon de riz) Ils fermentent, des enzymes transforment l'amidon du blé en sucres. On obtient un produit de qualité supérieure dont les sucres variés (longs et courts) se sont formés de façon naturelle.

AGAVE (jus d') (308 kcal/100g.) il s'agit d'un sucre tiré de la sève d'un cactus originaire des régions sèches du Mexique, très riche en fructose (90 %) et en minéraux. La sève est utilisée également pour fabriquer une boisson fermentée (le mescal), et les feuilles servent comme fibres textiles (sisal…) Entamé, se conserve 6 mois.

Indice glycémique : 11

MIEL : par sa teneur en fructose, mais aussi en minéraux, vitamines, enzymes, est à recommander en petite quantité. Contient des anti-biotiques naturels. Grande variété de saveur selon les fleurs. Mieux vaut ne pas le chauffer car cela détruirait les enzymes qu'il contient. Le plus riche en fructose est le miel d'acacia. Choisir des miels non chauffés, de préférence en dessous de 45° centigrades et issus de ruches non nourries en saccharose. Influence encore plus que le sucre concentré le niveau de la glycémie. **Indice glycémique : 90**

MÉLASSE : sirop très visqueux incristallisable contenant environ 40 % de sucre. C'est le résidu du dernier jet de cristallisation. Son odeur est très soutenue lorsqu'il provient de la betterave et rappelle le rhum lorsqu'il provient de la canne à sucre. Sa couleur est marron foncé, voire noirâtre. Sa richesse en minéraux est très importante.

SUCRE COMPLET : il a conservé ses vitamines, ses minéraux, ses enzymes et contient même des acides aminés (constituant des protéines). La mélasse qu'il contient renferme de nombreux minéraux et lui confère son goût de réglisse. Sa consommation ne met pas les dents en danger.

Les travaux du docteur Beghin montrent que le sucre complet, par sa richesse minérale, est un aliment qui protège les dents.

Ses études effectuées entre 1973 et 1986, sur 3517 enfants montrent clairement que les risques de caries diminuent et se rapprochent de zéro dent cariée si l'on remplace intégralement le sucre blanc par du sucre complet. (Docteur Beghin, *Aliments naturels et dents saines,* Éditions de l'Étoile).

Il n'existe pas de sucre complet de betterave, tout simplement parce que son goût serait trop désagréable.

Le sucre complet est un sucre de canne cristallisé qui n'a pas été totalement épuré de sa mélasse. Il contient encore certains de ses sels minéraux.

Plus le sucre est clair, moins il y a de minéraux, mais plus son goût est neutre.

Le rapport entre le sucre complet et le sucre roux montre que le sucre complet comporte six fois plus de sels minéraux, quatre à quarante fois plus de potassium, quatre à neuf fois plus de magnésium et de calcium, six à vingt-cinq fois plus de phosphore, quatre à vingt fois plus de fer, vingt-trois à cent fois plus de vitamine B1, dix à vingt-cinq fois plus de vitamine B2, dix-sept à cinquante fois plus de vitamines B5 et beaucoup plus de vitamine E.

Aucune transformation ni raffinage et conserve tous ses minéraux, vitamines, acides aminés de la canne à sucre.

Sa composition en minéraux est variable suivant la qualité de la canne à sucre et suivant les années.

Il n'est pas cristallisé et contient encore de l'humidité, ce qui fait qu'il a tendance à s'agglomérer.

Le processus de fabrication du RAPADURA (Chez le fabricant RAPUNZEL) a évolué il y a peu. Il est désormais chauffé moins fort pour éviter la fabrication d'Acrylamide. C'est une substance

Analyse comparative

	Sucre blanc	Sucre roux (ou brut)	Sucre complet
Sels minéraux	30-50	250-500	1500-2900
Potassium	3-5	15-150	600-1000
Magnésium	0	13-23	60-120
Calcium	10-15*	75-95*	40-110
Phosphore	0,3	3-4	20-100
Fer	0,1	0,5-1,3	2-10
Vitamine B1	0	0,001	0,023-0,1
Vitamine B2	0	0,006	0,06-0,1
Vitamine B5	0	0,02	0,34-1,18
Vitamine E	0	0	2,9

* taux de calcium dû à l'ajout de chaux (oxyde de calcium) lors de la fabrication (agent anti-mousse). Source : Rapunzel-France.

qui se forme naturellement lorsqu'on chauffe de l'amidon et des acides aminés à très hautes températures.

Elle apparaît dès qu'on torréfie, frit, grille ou rôtit (biscuits, chips, céréales, barbecue etc.) y compris lorsque l'on chauffe un peu trop fort des aliments contenant des sucres.

On soupçonne l'Acrylamide d'être cancérigène.

SUCRE INTEGRAL : Appelé RAPADURA au Brésil, qui veut dire râpé.

Il est appelé GUR ou JAGGERY en Asie du sud.

CHANCACA, PANELA, PILONCILLO ou RAPADURA au Mexique et en Amérique du sud.

Il est parfois appelé SUCANAT ou SUCRE BRUT.

C'est du jus de canne à sucre déshydraté, issu de l'agriculture biologique, de couleur très foncé, au goût de caramel réglissé.

SIROP D'ÉRABLE : bien avant l'arrivée des occidentaux au Canada, les Indiens d'Amérique avaient appris à extraire la sève d'érable pour fabriquer le sucre d'érable. Il faut, selon la teneur en sucre de la sève, de 30 à 40 litres de sève d'érable pour produire 1 litre de sirop par évaporation à 104 °C. Le sirop contient aussi 66 % de glucides, 0,5 % de sucre réducteur, 0,2 % de protéines, du calcium, du potassium, du fer, du zinc et du manganèse. Il est gustatif. Entamé, se conserve 6 mois. On trouve conventionnellement des ersatz qui ne sont guère que des sirops de glucose caramélisés, sans intérêts.

SIROP DE FRUITS : le jus de certains fruits (pommes, poires, raisin, pêches…) est utilisé dans la fabrication de matières sucrantes nommées « sucres de fruits ». Décolorés, désaromatisés, les jus sont ensuite concentrés à 65-70 % de matière sèche. Il existe une multitude d'autres types de sucre provenant de fruits, comme le sorbose, issu de la baie de sorbier, le mannose contenu dans les baies et les graines de certains végétaux…

Les fruits subissent une réduction très lente puis une évaporation ce qui donne une pâte parfumée riche en fructose, minéraux, fibres et vitamines. On peut les utiliser comme confiture ou pour sucrer les desserts.

SIROP DE MALT DE CÉRÉALES (blé, riz, orge, maïs, sorgho) : Obtenu par fermentation de l'amidon des céréales qui se transforme en glucides variés (glucose, fructose, maltose etc.)

Goûts et couleurs variées. De manière réglementaire ne contient pas de gluten. Riche en minéraux.

Difficile à utiliser en pâtisserie parce qu'il se liquéfie. Sa digestibilité s'étale dans le temps sans pic de glycémie préjudiciable.

STEVIA : Sirop d'une plante d'Amérique du sud, la Stévia.

Pouvoir sucrant entre 40 et 250 fois plus que le sucre. Ne contient aucune calorie, mais se métabolise dans le corps en *Stéviol*, dont les effets pourraient être néfastes pour la santé. N'existe pas en bio.

SUCRE DE PALME : fabriqué soit à partir de la sève soit à partir du fruit (la datte).

SUCRE DE PALMIER À SUCRE : est fabriqué à partir du cocotier du Chili.

LA FÈVE DE CACAO contient une substance (la théobromine) qui stimule le foie pour libérer du glucose dans le sang, celui-ci se rajoute au sucre qui est joint au cacao pour donner la saveur sucrée, ce qui amplifie le processus de l'hypoglycémie.

LA CAROUBE est une fève de substitution qui est employée pour la fabrication de plaques de « chocolat » sans avoir ses effets secondaires. Vous pouvez trouver des produits composés de ces fèves ou même de la poudre de caroube dans les magasins de produits naturels.

En dehors des fruits, la source la plus intéressante de glucose compatible avec notre constitution provient des céréales. Malheureusement, les céréales subissent également des procédés d'usinage (raffinage) qui leur retirent leurs qualités nutritionnelles.

Les farines blanches et les céréales raffinées (pâtes blanches, riz blanc…) participent comme le sucre pur et raffiné au déséquilibre du niveau de sucre dans le sang. Il est donc vivement conseillé, si vous voulez améliorer votre état de santé, de remplacer ces produits dévitalisants par des céréales de meilleures qualités. Celles-ci entraîneront une digestion moins rapide et moins perturbatrice pour l'équilibre de la santé en général et de la glycémie en particulier.

Nous avons intérêt à consommer des farines « types » 110 complète ou 150 intégrale, qui contiennent à peu près 2 fois plus de minéraux que la farine blanche, et davantage de cellulose bénéfique pour le transit intestinal, en permettant une assimilation du glucose plus lente.

Dans cette perspective, il est vivement conseillé de choisir ses céréales complètes de culture biologique.

Si vous choisissez des céréales complètes provenant de cultures intensives, vous ingérerez en effet également les résidus des multiples traitements qui se retrouvent dans les couches externes et dans le germe, parties les plus exposées aux agressions polluantes (pesticides, insecticides…).

En se référant, entre autres, aux travaux du docteur Jean Seignalet, directeur du laboratoire d'histocompatibilité (compatibilité immunologique de tissus) de l'hôpital Saint-Éloi de Montpellier, il est conseillé de consommer des produits céréaliers partiellement raffinés ou blanc plutôt que du pain ou des céréales complètes de cultures intensives (non-bio).

Le blé, l'orge, le maïs et l'avoine sont des céréales qui ont subi de nombreuses et trop rapides manipulations qui les rendent moins digestes qu'elles ne pouvaient l'être, il y a seulement quelques siècles. La sagesse voudrait que nous choisissions de préférence des céréales comme l'épeautre (blé ancien cultivé depuis 10 000 ans) ou mieux encore un blé ancestral comme le kamut, le millet, le sarrasin, le riz car ces céréales ont été peu modifiées par l'homme et ne suscitant pas de problèmes d'allergies. (Dr Seignalet)

Il est préférable d'acheter des céréales complètes de cultures biologiques en grains entiers ou à défaut en flocons pour retrouver le maximum d'éléments nutritifs vitaux.

Les causes de l'hypoglycémie

Il est important d'avoir l'idée la plus précise possible des causes responsables de notre état, afin d'orienter la stratégie en vue de nous libérer, ainsi que de réduire les risques de rechutes. Que vous décidiez de vous sortir de cette dépendance seul(e) ou avec l'appui d'amis, de parents ou de professionnels, il est souhaitable de consigner par écrit le maximum d'éléments qui gravitent autour de votre hypoglycémie.

Vous pouvez noter vos premiers souvenirs d'enfance concernant votre relation avec le sucre, les occasions lors desquelles vous consommez des sucreries, les heures des crises de frénésie de sucreries, les types d'aliments consommés (biscuits, chocolat, cola, etc.), les quantités, les effets ressentis, les raisons les plus précises possibles qui ont déclenché votre passage à l'acte (frustration, colère, solitude, peur, angoisse etc.).

Prenez quelques minutes par jour pour ce travail et notez avec le maximum de détails utiles tout ce qui pourrait vous aider à comprendre votre relation avec la chose sucrée. Les plus studieux accompliront cette démarche au moins un mois avant de débuter leur abstinence volontaire de sucreries.

La cause la plus courante de dépendance au sucre concerne de *mauvaises habitudes alimentaires* comme des repas sautés, incomplets, trop chargés, trop rapprochés ou trop espacés, et bien sûr et avant tout une consommation excessive de sucres concentrés sous forme solide ou liquide (soda, thés froids etc.) ainsi que d'autres produits raffinés et dénaturés tels que pain blanc, riz blanc, pâtes blanches, farine blanche, pizza, nourriture « fast-food » qui détraquent également l'équilibre glycémique.

Dans le même registre, les grandes variétés d'aliments composant un repas préconisé par les instances en vigueur actuellement nécessitent une grande dépense énergétique. Cette dépense énergétique sera souvent compensée, parce que la digestion est difficile, par un ou plusieurs cafés, un dessert, des sucreries, de l'alcool. Cela contribuera à l'affaiblissement progressif du foie et du pancréas, principaux organes liés au contrôle du niveau de sucre sanguin mais aussi du système digestif puis de l'organisme tout entier.

L'hypoglycémie peut être induite par une réaction allergique, par une carence en chrome, zinc, acide pantothénique, magnésium, potassium ou vitamine B6, tout cela en rapport avec une mauvaise alimentation.

Un *régime amaigrissant* trop faible en calories et en fibres risque de favoriser la mise en place de troubles de la glycémie et par compensation d'entraîner l'individu à manger irrégulièrement, trop ou trop peu d'aliments, déréglant la glycémie. Les aliments allégés, peu riches en nutriments, les aliments contenant des sucres artificiels… sont des aliments à risques.

Un *facteur héréditaire* peut être à l'origine de l'hypoglycémie ou en être l'élément prédisposant si l'on retrouve dans les habitudes alimentaires de la parenté l'usage fréquent de sucreries ou des maladies liées au foie, au pancréas ou au système hormonal en général. Il faut néanmoins noter que si le sujet prend conscience précocement des risques accrus qu'il court dans ce domaine, et qu'il observe une hygiène de vie avec peu de stress accompagnée d'une alimentation saine et vivante, il échappera certainement à cette maladie et à ses conséquences.

L'hypoglycémie peut être reliée au *mauvais fonctionnement du système glandulaire (ou endocrinien).*

Une altération glandulaire causée par une intoxication, un épuisement quelconque, un accident… peut être le facteur déclenchant d'un état pathologique lié au sucre.

Une maladie du foie ou liée à celui-ci comme une vésicule biliaire engorgée par des calculs et qui ne remplit plus sa fonction, une vésicule biliaire retirée par la chirurgie, une atteinte grave du foie comme une hépatite, une jaunisse, une nourriture trop riche, une consommation exagérée d'alcool…

Une affection cancéreuse concernant le corps du pancréas, cette partie qui sécrète des sucs participant à la digestion influera progressivement sur l'autre fonction du pancréas, chargée de la sécrétion de l'insuline.

Les périodes prémenstruelles, de grossesse, d'allaitement, de ménopause placent la femme dans des situations où elle risque l'épuisement en raison de grandes perturbations hormonales affectant sa stabilité morale et émotive.

Face à ces situations, elle risque de se trouver temporairement dans un état d'hypoglycémie qui pourra être renforcé si elle tente d'y faire face en consommant des sucreries. Cela pourra l'entraîner vers un état chronique de dépendance aux sucres ou autres drogues et poisons lents qui dérèglent la chimie sanguine liée au glucose sanguin.

Un choc émotif important, une épreuve, un accident. Après un traumatisme dû au décès d'un proche, à un échec affectif, à un accident… l'individu pourra être victime de troubles organiques, ses angoisses ou ses émotions qu'il ne saura pas exprimer pouvant favoriser l'hypoglycémie. L'attitude mentale positive ou négative influence considérablement les sécrétions internes en hormones. Il sera tenté, s'il est déjà prédisposé ou s'il a déjà l'habitude de consommer des produits contenant du sucre concentré, de trouver refuge en raison de sa situation (solitude…) dans ce type d'aliment.

La surconsommation d'intoxicants chimiques autres que le sucre ou les produits sucrés. Ce sont l'alcool sous toutes ses formes, les diverses drogues sur le marché illicite, les médicaments, le tabac sous les diverses préparations commercialisées, le thé, le café, les boissons au cola…

Le café est une boisson devenue pratiquement indispensable pour une grande majorité de personnes. Lorsqu'il est pris en grande quantité, il devient une cause importante de l'hypoglycémie. Il élève rapidement le taux de sucre dans le sang, donne un coup de fouet, le pancréas doit réagir rapidement, envoie une grande quantité d'insuline, le taux de sucre baisse et la fatigue est ressentie.

Le cercle vicieux est en marche, puisque l'individu tentera de compenser cette fatigue par un nouveau café. Les réactions sont encore plus vives avec un café sucré.

Certaines recherches ont démontré que lorsque l'on fume une *cigarette*, le taux de sucre dans le sang monte rapidement avant de redescendre aussi vite lorsque la stimulation s'est estompée. On comprendra que plus un individu fume de cigarettes dans la journée, plus il sollicitera son pancréas et plus les risques de le rendre sensible augmentent. Les préparations à base de tabac et les cigarettes mettent également le foie à rude épreuve en raison de la multitude de substances chimiques que celles-ci renferment.

La cigarette est aussi une grande consommatrice de vitamine C, qui joue un rôle important dans la régulation de la glycémie.

« L'effet d'une quantité d'alcool sur l'organisme est semblable à celui d'une quantité de sucre pur. » (Abrahamson, Pezet, *Le corps, l'esprit et le sucre*, Éditions Laplante et Langevin). Il a été remarqué que la plupart des alcooliques sont hypoglycémiques. Inversement, les hypoglycémiques sont prédisposés à devenir alcooliques si l'occasion se présente.

Séparément, ces substances sont désastreuses pour le pancréas, le foie et le système de régulation de la glycémie. Il est facile d'imaginer la rapidité de destruction que l'usage conjoint du sucre, du café, du tabac et de l'alcool peut opérer sur cette fonction vitale. Arrive un jour où toutes les réserves vitales de l'organisme sont épuisées, les substances qui semblaient aider en apparence l'individu à accomplir ses tâches journalières deviennent maintenant visiblement nuisibles et le font plonger de plus en plus dans un malaise profond.

« Le café, l'alcool, les cigarettes sont après le sucre les autres substances majeures provoquant des déséquilibres hypoglycémiques. Le café et d'autres substances contenant de la caféine, tels que le thé noir, les boissons à base de cola, et des substances présentes dans l'aspirine et le chocolat, provoquent une sur-stimulation des surrénales qui libèrent de l'adrénaline stimulant le foie à produire un excès de glucose dans le sang. » (Docteur G. Cousens, *Nutrition et spiritualité*, p. 241).

Le stress évoque les différentes pressions que nous subissons dans la vie quotidienne. Le stress répétitif est un facteur d'épuisement des glandes surrénales puis du pancréas. Le stress à dose raisonnable est un facteur qui nous pousse à accomplir nos tâches, à nous dépasser, à nous adapter à une situation… Le stress ne doit pas dépasser le seuil de tolérance, propre à chacun, ne doit pas être continu, ni durer trop longtemps. Il doit être compensé par des périodes de repos ou de relaxation.

La baisse de rendement qui découle de cet état, les contraintes sociales, les publicités… laissent croire que certaines substances artificielles peuvent remplacer le repos et donner de l'énergie. Les stimulants les plus dangereux sont des produits excitants ou irritants qui provoquent, de la part de l'organisme, une action défensive.

« C'est l'énergie dépensée par le corps pour neutraliser ces substances considérées par l'organisme comme des corps dangereux que l'individu ressentira alors. L'individu énervé se croit fort, alors qu'en fait il dépense la précieuse quantité d'énergie déjà insuffisante qu'il lui reste. » (D. Mérien, *L'Hygiène vitale pour votre santé*).

Que ce stress provienne de l'activité professionnelle (travail excessif, ennuyeux, dévalorisant, sous harcèlement psychologique ou sexuel…), qu'il provienne du sport (entraînement intensif, mal adapté), de la vie de famille (tensions, éducation des enfants, détresse financière…), de l'environnement (bruits, embouteillages…), d'un quotidien frustrant ou du poids du passé (accident, agression…), il peut conduire les individus vers l'hypoglycémie, à la suite d'un épuisement d'origine nerveuse ou glandulaire. Il sera donc souhaitable de chercher et trouver des solutions à chaque source de stress en vue de réduire celui-ci dans des proportions compatibles avec l'équilibre de l'individu. Chaque source de stress devra être analysée séparément afin de trouver une réponse adaptée. Changez progressivement d'attitudes et vous réduirez petit à petit votre dose de stress ainsi que votre épuisement.

Les situations étant nombreuses et variées, vous devez solliciter toutes vos capacités pour trouver des solutions qui allègent votre charge de stress. Vous pouvez prendre des initiatives en montrant l'exemple : il est bon pour l'entreprise que les employés bénéficient de véritables pauses (autres que pause-café, pause-sucrerie…) comme par exemple prendre l'air, exécuter quelques mouvements, se détendre…

Inspirez-vous des ouvriers et des cadres d'usines asiatiques qui pratiquent des exercices en plein air avant de débuter leur travail ou des personnes qui consacrent quelques minutes au yoga chaque matin.

Pensez toujours que votre santé a plus de valeur que tous les rendez-vous d'affaires, toutes ces tâches à accomplir… Vous devez opérer des choix dans vos activités en y ajoutant des jeux, de la détente, des activités créatrices…

Une vie trop sédentaire, le manque d'exercice physique, l'excès de travaux intellectuels… Il est conseillé un minimum d'activité physique dans la journée. Pour cela, faites preuve d'imagination pour trouver ce qui vous convient. C'est par exemple emprunter l'escalier chaque fois que vous pourriez utiliser l'ascenseur. L'été, prenez votre bicyclette pour aller à votre travail, chercher le pain ou le journal… Permettez-vous d'aller à la piscine, dans une salle de sport…, une fois par semaine. Ceux qui sont assez avancés vers l'autonomie personnelle pourront se programmer une ou plusieurs séances de yoga ou de musculation dynamique chez eux, dans la journée. La marche reste toutefois le sport le plus sain et le plus compatible avec la santé et la longévité, d'autant plus bénéfique si vous pouvez vous promener dans la nature.

Un manque de relaxation, de détente bloque le corps et les fonctions organiques. Si votre vie ne comporte pas de phases où vous vous séparez temporairement de vos soucis, en vous relaxant, en vous consacrant à une activité créative ou en vous évadant ou encore en vous faisant masser par votre partenaire ou encore en chantant, en libérant vos émotions et vos tensions, vous risquez de vous recroqueviller sur vous-même et de souffrir un jour ou l'autre de douleurs dans le dos, la nuque ou la tête en particulier et également de trouver que votre existence est bien monotone. Mettez un peu de folie dans votre vie, faites des choses que vous ne faites plus depuis longtemps ou mieux, que vous n'avez jamais pu faire. Jouez des personnages différents de la personne que vous êtes, osez rire de vos bêtises, chanter, danser ou crier comme on vous l'a toujours interdit et comme les peuples naturels le font depuis toujours pour se libérer.

Prenez soin de vous, considérez votre santé comme primordiale pour vivre librement tous les aspects de votre vie, en repoussant le spectre de la maladie, de la dépression, de la souffrance… et d'une mort prématurée.

Troubles et conséquences engendrés par le sucre sur la santé

« Si le corps est ignoré par l'esprit,
il doit faire beaucoup de bruits
pour que l'on prête attention à lui. »
Lao-tseu

Le « sucre », matière cristalline pure à 99,9 %, riche en calories, mais dépourvue de nutriments vitaux, est certainement la substance alimentaire, toutes catégories confondues, responsable du plus grand nombre de troubles de la santé, toutes les cellules de notre organisme (corps, cerveau) étant tributaires d'un bon approvisionnement en glucose.

Le sucre tel que les industriels nous forcent par tous les moyens à consommer, c'est-à-dire ce produit extrêmement concentré et isolé de toutes les autres substances autres que caloriques (minéraux, vitamines, enzymes) est plus proche du poison que de l'aliment. Le poison ne doit pas forcément se juger sur sa rapidité d'action mais aussi sur les résultats qu'il engendre. En l'occurrence, le sucre, poison lent, parvient à détruire lentement mais sûrement le corps et l'esprit de celui qui en consomme. N'est-ce pas là un résultat suffisant pour le qualifier de poison ?

Sa concentration presque absolue lui confère une digestion ultra-rapide. Les aliments sont généralement mastiqués dans la bouche, mélangés avec la salive, ce qui prépare la digestion qui se réalisera dans l'estomac et qui permet de fragmenter les particules en vue d'assimiler les éléments qui nous sont utiles, par le biais des parois intestinales. Le sucre a une action si rapide qu'il est déjà pratiquement digéré dans la bouche. Il franchit l'estomac en quelques minutes pour être absorbé et assimilé au niveau de l'intestin grêle. Ce qui prend plusieurs heures pour les aliments ne prend que quelques minutes pour le sucre qui court-circuite toutes les étapes avec des conséquences dévastatrices.

Il est certain que si une substance moins imbriquée dans le système économique et les habitudes culturelles était responsable du dixième des troubles occasionnés par le sucre concentré, celle-ci serait immédiatement interdite.

Troubles les plus fréquents

Ils surviennent en général moins de deux heures après un repas (parfois moins), et sont soulagés rapidement par la prise d'un aliment sucré.

- Baisse d'énergie subite ou continuelle, faiblesse, somnolence.
- Besoin fréquent de manger, rage de sucre ou de féculents.
- Vue embrouillée, difficultés à accomplir des tâches physiques et mentales simples, hallucinations, et parfois pertes de connaissance.

- Maux de tête, besoin fréquent de se moucher ou d' éternuer.
- Attitudes incohérentes.
- Transpiration abondante, glacée, sueur dans le cou.
- Crampes d'estomac, troubles digestifs.
- Soif intense, envie fréquente d'uriner.
- Nausées.
- Étourdissements, vertiges.
- Palpitations, tremblements, convulsions, dérobement des jambes.
- Courbatures, crampes, fourmillements au niveau des lèvres.
- Impression de manquer d'air, frilosité.
- Insomnie et cauchemars.
- Agressivité, irritabilité, nervosité, anxiété, timidité, peurs irraisonnées, crises de larmes, trous de mémoires, instabilité, difficultés de concentration, indécision, pensées embrumées.

Ces troubles entraînent un état physique précaire caractérisé par une grande lassitude physique et morale, une perte de confiance en soi, un retrait social, des expressions de violences envers les autres ou (et) envers soi-même pouvant amener à une ou plusieurs autres dépendances, par exemple aux drogues, au café, à l'alcool, au tabac ou à certains médicaments.

La fatigue est alors entretenue par l'usage d'aliments sucrés conjointement avec d'autres produits excitants ou irritants pour le système nerveux, favorisant ainsi la mise en place d'habitudes morbides : au lieu de se reposer, l'individu consomme des sucreries, mange exagérément, boit du café, des sodas ou fume à répétition. Ses forces reviennent en proportion de la concentration de sucre contenue dans les aliments ingérés, ces symptômes disparaissant provisoirement pendant 1 à 2 heures. Quand il boit du café ou fume, ces substances stimulent les glandes surrénales entraînant une libération de glucose par le foie, ce qui contribue aux mêmes résultats. La recherche systématique de stimulants (sucre, café, thé, tabac, alcool, cacao, colas…) qui effacent en apparence les symptômes de fatigue nourrit un processus vicieux qui tend à épuiser le corps.

Sur le *plan mental et sur le plan émotionnel,* lorsque l'insuline libérée en excès par le pancréas a fait baisser le niveau de sucre de manière excessive, vous ressentez une dépression passagère qui deviendra chronique, une grande nervosité. Cette nervosité peut vous conduire à vous emporter pour des détails que vous jugeriez insignifiants autrement, vous vous sentez « sur les nerfs », vos gestes manquent de fluidité, sont saccadés ou trop rapides, vous avez de la difficulté pour vous concentrer, vous avez de la peine à lire et vous êtes obligés de vous y prendre à plusieurs reprises pour comprendre une phrase, vous avez tendance à vouloir rester seul et à vous isoler, vous recherchez le calme et le silence car les bruits vous rendent fou, vous êtes indécis, votre mémoire est défaillante, vous ressentez de la confusion mentale, vous pouvez également ressentir de l'anxiété ou de la peur de manière disproportionnée, des angoisses ou au contraire ressentir une forte agressivité ou une profonde tristesse sans raison apparente… Vous venez d'avoir un aperçu des différentes façons dont les effets du sucre peuvent agir sur le métabolisme physique et sur l'équilibre mental.

✔ Une grande variété de symptômes peut surgir à tour de rôle et se caractérise différemment en fonction de la constitution.

Lorsque l'individu atteint d'hypoglycémie consomme une quantité modérée de produits sucrés, il voit disparaître ces troubles pendant quelque temps (1 à 2 heures), le taux de sucre dans son sang revenant à un seuil compatible avec les besoins physiques et psychiques (autour de 1 g par litre de sang) ; la personne se trouve alors en situation de compromis. L'on ressent alors un apaisement, les troubles disparaissent, le cerveau refonctionne correctement, l'impression de force physique revient et l'on ressent un bien-être. Jusqu'alors, nous avons passé en revue les troubles liés à l'hypoglycémie (trop grande baisse du taux de sucre dans le sang).

Au cas où la consommation de sucre aurait été importante, par exemple plusieurs barres chocolatées ou davantage, l'individu sera la proie de troubles liés à *l'hyperglycémie,* l'autre extrême de la perturbation de la glycémie (augmentation trop importante du taux de sucre dans le sang). Il s'ensuit une euphorie, un optimisme exagéré, une impression de force physique démesurée, un sentiment de puissance, un irrésistible désir sexuel, la sensation d'être supérieurement intelligent… Ces sensations sont passagères et feront place après quelques dizaines de minutes aux sensations de faiblesses de l'hypoglycémie. Ces sensations sont des symptômes de l'hyperglycémie, un autre état anormal et exagéré que nous recherchons le plus souvent inconsciemment en nous gavant de sucreries, en buvant du café ou des boissons alcoolisées à répétition ou en fumant.

Plus la consommation de sucreries sera importante, plus le sucre inondera le sang et le milieu cellulaire, sollicitant le pancréas pour contrôler le niveau de glucose dans le sang. Si la situation se répète, le pancréas devient rapidement très réactif face à toute nouvelle consommation de sucreries, abaissant petit à petit son seuil de tolérance, cela pour préserver l'organisme.

Dès que nous ressentons de la fatigue, suivant les mécanismes psychiques en place, nous prenons l'option de manger des sucreries, de boire du café, des sodas, de fumer… ou de nous reposer, pour ceux qui ont le respect d'eux-mêmes.

Le sucre en excès, qu'il provienne d'une prise alimentaire sucrée, qu'il soit libéré par le foie sous l'action de la caféine ou du tabac sur les glandes surrénales ou par l'action d'une autre substance, inondera le sang, puis toutes les cellules de notre corps et de notre cerveau de son carburant de prédilection (glucose), en suractivant les principes vitaux (vous « brûlez » votre vie très vite). Nous savons tous que l'on ne peut pas vivre en surrégime sans en payer le prix par une maladie.

La plupart d'entre vous gardent en mémoire que, étant enfant ou adolescent, vous parveniez aisément à digérer des repas pléthoriques, mangés à point d'heure et rapidement. À l'âge adulte vous y parvenez seulement épisodiquement ou avec l'appoint de café (qui accélère le métabolisme mais également le vieillissement), d'alcool, de médicaments ou de sucreries ou de tout cela à la fois. La différence entre ces deux états se trouve dans le fait que lors de notre jeunesse, nous possédons une forte vitalité qui sera entre autre dilapidée par les efforts de digestion de ces repas trop copieux ou de mauvaise qualité.

Dès que notre *niveau de vitalité* baisse, nous ressentons des difficultés de plus en plus importantes pour digérer et beaucoup d'entre nous ne comprennent pas pourquoi.

Pourtant, il suffit de penser que la force de vie (vitalité) qui s'écoule en nous par le système énergétique (méridiens utilisés en acupuncture, par exemple), à travers notre corps pour donner l'impulsion de vie à nos cellules, diminue généralement avec le temps par l'action du mode de vie si celui-ci n'est pas compatible avec les lois naturelles.

Ces *lois naturelles* sont, entre autres, le respect de nos rythmes de détente, de repos, le contact avec la nature, un minimum d'exercice physique… ainsi que le choix d'une alimentation variée, naturelle et compatible avec nos besoins véritables (quantité et qualité). Cette énergie vitale, en fonction de sa quantité et de sa disponibilité, sera utilisée par l'inconscient pour effectuer toutes les fonctions organiques que nous nous ne contrôlons pas (digestion, assimilation, excrétion, rénovation de notre corps…).

Si le niveau d'énergie baisse, notre inconscient devra dégager des priorités dans la répartition de cette énergie et certaines fonctions s'en ressentiront (par exemple : frilosité des pieds et des mains, difficultés pour digérer lors du retrait de l'énergie du plan digestif, constipation lors du retrait d'énergie sur le plan de l'élimination…).

Au cas où la consommation de sucrerie deviendrait une habitude, les *organes digestifs* seront les premiers soumis à un travail exagéré puisque l'individu mange exagérément pour supprimer ses malaises. Il s'ensuivra un dérèglement des fonctions organiques, une usure prématurée et progressive dans tous les secteurs, que ce soit la circulation sanguine, la fabrication et l'action des hormones, les organes qui filtrent le sang (reins et foie), les organes liés à l'assimilation et à l'élimination… La liste est sans fin puisque le sucre (glucose) est lié à l'approvisionnement en énergie de toutes les cellules du corps. De plus, sous la forme où nous consommons le sucre, c'est-à-dire pur et concentré, celui-ci devient un produit acide (au niveau digestif) agissant comme un poison lent. Le glucose (sucre simple) étant le carburant des cellules, il est indispensable que celui-ci arrive en quantité précise et régulière.

En consommant des sucres trop purs et trop concentrés, sous une forme inventée par l'homme, nous déréglons tout l'équilibre biologique de notre organisme. La réponse de l'organisme à une consommation de sucreries sera d'y faire face pour préserver l'intégrité physique.

Le système de régulation de la glycémie va s'adapter...

Le pancréas est composé de 2 parties :

a) LE CORPS, qui sécrète des sucs participant à la digestion (amylase, trypsine, lipase).

b) LES ÎLOTS DE LANGERHANS (OU TÊTE DU PANCRÉAS) qui sécrètent les hormones de régulation du niveau de sucre dans le sang : l'insuline abaisse le taux de sucre et le glucagon hausse ce niveau en fonction des besoins. La régulation s'effectue correctement lorsque l'on mange des aliments complets, conformément aux lois de la vie.

La consommation de produits concentrés et purs comme le sucre blanc, les produits céréaliers blancs (farines, pâtes, riz...), va dérégler tout ce subtil et délicat système. Une élévation exagérée du taux de sucre dans le sang étant dangereuse (risques de développer le diabète), le pancréas va sécréter de l'insuline pour abaisser ce niveau. Par crainte d'être submergé, au fur et à mesure des prises de sucreries, le pancréas va anticiper ses réactions par rapport au nouvel afflux probable de sucreries, afin de ne pas être dépassé par les événements, et sauvegarder l'intégrité corporelle. Une glycémie durablement trop élevée entraîne des dégâts très graves et une dégradation rapide de la santé.

L'hypoglycémie s'installe…

Avec le temps, le pancréas réagit de plus en plus exagérément, devenant hypersensible au moindre excès alimentaire ainsi qu'aux stress de toutes natures. Le pancréas dépend également de l'action des glandes surrénales qui réagissent en cas de stress ou de stimulants commandant la sécrétion de glucose provenant des réserves du foie.

Ce glucose stocké dans les tissus du foie est alors déversé dans le sang.

De l'insuline sera donc également sécrétée par le pancréas pour neutraliser et abaisser le niveau de la glycémie après quelques minutes ou dizaines de minutes en période de stress. L'insuline ayant pou but de faire rentrer le glucose dans les cellules.

Nous voyons donc que le sucre provenant de l'alimentation et le sucre sécrété par le foie sous l'action de stimulants artificiels, tels que le café, le thé, le tabac, l'alcool… demandera le même genre de travail au pancréas et au foie. Ces processus se répètent à chaque fois que vous prenez un aliment contenant du sucre pur (saccharose), une tasse de café, une cigarette, de l'alcool. Il est bien clair que le système, qui fait front au début, va progressivement se fatiguer, avant de se détériorer au point de tomber en panne. Lorsque le pancréas ne fonctionne plus pour avoir été épuisé inconsidérément, l'individu se trouve atteint de diabète.

C'est le stade terminal de dégradation de la tête du pancréas qui sécrète la précieuse hormone (insuline). Il est alors souvent trop tard pour envisager autre chose que des injections à vie d'insuline artificielles.

✔ *L'individu passe alors d'une dépendance qui est le résultat de ses erreurs ou de sa négligence à une autre dépendance, celle de contrôler son taux de sucre plusieurs fois par jour, de s'injecter comme un drogué une substance que son organisme ne sécrète plus ou pas assez.*

Les soucis de santé de la personne diabétique étant nombreux, je ne pourrais les développer dans cet ouvrage.

Voici néanmoins un rapide éventail des principaux troubles liés au diabète : atteinte des yeux pouvant aboutir à la cécité, lésions cutanées, infections, troubles circulatoires, névrites, artérite, insuffisance rénale, diminution de la connaissance pouvant aller jusqu'au coma, intoxication progressive de l'organisme par les corps cétoniques produits par la mauvaise assimilation du sucre, mort.

Le foie, organe essentiel, qui stocke le glucose dans ses tissus, se fatigue également par ce travail excessif et répétitif et ne pourra bientôt plus effectuer toutes ses nombreuses autres fonctions. Il est une sorte d'usine chimique, fabrique et synthétise de nombreuses substances essentielles nécessaires à notre équilibre physique et psychologique, contribue à la régulation de la température corporelle et remplit la fonction de filtre pour le sang, pour ce qui est de l'essentiel.

Les grands consommateurs de sucres purs et concentrés souffriront donc de frilosité, mais également de flatulences, de ballonnements, d'alternance de constipation et de diarrhée, parfois de saignements au niveau de l'anus…

Le sucre occasionne par son extrême concentration un *bilan digestif acide,* en dépit de sa saveur douce.

Comme chacun le sait, les acides, en fonction de leurs concentrations ont un pouvoir de destruction intense.

Les aliments les plus acidifiants sont le sucre, les céréales (surtout si elles sont raffinées), les produits animaux (viande, charcuterie, œuf, fromage). Les aliments les plus alcalins sont les fruits, les légumes frais, les graines germées, les jeunes pousses.

Notre organisme qui est heureusement bien conçu tentera dans un premier temps de contrôler au mieux ces acides en les tamponnant (sorte de neutralisation), en utilisant ses propres réserves minérales. Lorsque le seuil (propre à chacun) de tolérance aura été dépassé, les réserves minérales gravement entamées, les organes fatigués… les acides se déverseront dans tout l'organisme. Une fois de plus, notre organisme veillera en fonction de ses possibilités à ce que ces acides ne corrompent en premier que les fonctions les moins indispensables. C'est pourquoi les premiers troubles se feront ressentir dans les membres, articulations douloureuses etc.

Ces acides « brûleront » les reins. La plupart des diabétiques, état ultime de la personne hypoglycémie, ont des problèmes rénaux.

Les reins filtrent le sang et la lymphe (liquide extra-cellulaire) et permettent une stabilité de la quantité de liquides circulant dans le corps. S'ils ne remplissent plus leur fonction normalement, une partie des toxines va circuler librement dans le sang et se fixer dans certaines parties du corps entraînant des douleurs diverses.

En médecine chinoise, le sucre est considéré comme un poison, consumant l'énergie des reins.

Lorsque le système urinaire fonctionne moins bien, la peau et le système respiratoire prennent le relais pour se débarrasser des toxines provenant de l'alimentation ou provenant du fonctionnement naturel de l'organisme (renouvellement des cellules). Les gros consommateurs de sucreries ont souvent des problèmes de peau grasse, voire poisseuse ou sont victimes d'éruptions cutanées, de démangeaisons. Des symptômes d'éliminations par les voies respiratoires supérieures (nez) seront des rhumes, des sinusites chroniques. Le sucre concentré pur et raffiné est également un aliment allergène. Les réactions énumérées au début de ce chapitre sont des expressions de défenses de l'organisme face à ce qu'il considère comme un poison.

Ces troubles disparaîtront seulement après suppression de ces aliments ou consommation très raisonnable.

Le sucre blanc est un produit raffiné donc totalement dépourvu de minéraux, de vitamines, d'enzymes, d'oligo-éléments, de fibres. L'action du raffinage rend plus pratique l'usage du sucre pour l'industrie mais le rend contre nature et malsain.

Pour être digéré, le sucre blanc devrait en effet contenir des minéraux et en particulier du calcium. Mais il en est dépourvu ce qui va obliger le consommateur à puiser dans les réserves minérales de son organisme (os, dents, phanères). Vous avez donc compris que le fait de consommer du sucre blanc ou des aliments qui en contiennent, ainsi que tous produits raffinés, va à terme entraîner une déminéralisation de votre organisme, avec diminution de la densité des os, fragilité de l'émail des dents, cheveux ternes et chutes de cheveux.

La déformation articulaire des gros orteils est un symptôme d'un mauvais métabolisme des glucides (sucre, céréales…) que l'on retrouve dans les critères de la médecine traditionnelle orientale. D'autres déformations peuvent survenir, ainsi qu'un tassement général du squelette, se traduisant par une diminution visible de la taille ou le dos courbé.

Le système nerveux est lui aussi très sensible aux fluctuations du taux de sucre dans le sang ainsi qu'aux carences minérales. La déminéralisation et les variations d'approvisionnement en sucre sanguin auront des répercussions sur la stabilité nerveuse. Si l'on rajoute au sucre blanc les autres produits raffinés et donc déminéralisant (farines blanches, pain blanc, pâtes blanches…), on peut sans peine penser qu'il y a un lien direct entre les troubles nerveux, la dépression, et la consommation de ces produits contre-nature.

Pourquoi contre-nature ?

Notre organisme se renouvelle jour après jour en remplaçant 5 à 7 milliards de cellules quotidiennement. Comment peut-on penser que des aliments de mauvaise qualité, carencés par le raffinage et dépourvus de la plupart des éléments qui nous sont indispensables pour notre construction, pour le renouvellement des cellules usées et l'équilibre nerveux et psychologique… pourraient nous maintenir en bonne santé ?

Les vitamines du groupe B sont également indispensables pour le maintien d'un bon équilibre nerveux. Manger du sucre provoquera une détérioration progressive du système nerveux, avec des réactions qui démarreront au quart de tour, des réactions explosives, disproportionnées, souvent incompréhensives vu de l'extérieur… La digestion du sucre blanc nécessite également que l'organisme puise dans ces réserves vitales en vitamines du groupe B pour pouvoir digérer cette substance.

« Un manque de vitamine B 12 qu'elle qu'en soit la cause… conduit à la maladie mentale… La maladie mentale associée à l'anémie pernicieuse… est souvent observée pendant plusieurs années… avant qu'aucune des manifestations physiques de la maladie n'apparaisse… » (Docteur Linus Pauling, *Psychiatrie ortho-moléculaire.*)

Lorsque le pancréas et le système de régulation de la glycémie sont perturbés par la consommation de sucre ou d'autres excitants, l'individu ressent des sentiments de déception, de rumination, de peur de manquer, d'apitoiement sur soi.

En médecine chinoise, ce type de dérèglement est lié à l'énergie Terre. Cette énergie fondamentale se doit d'être stable et correctement nourrie par des nutriments appropriés et par des activités qui participent à son entretien (aliments complets, céréales complètes, légumes doux type carottes…).

Lorsque tout va bien, la personne est généreuse, riche en compassion, capable de beaucoup donner. Elle va recevoir beaucoup, ce qui la nourrira naturellement en préservant sa santé. Lorsque le système est déréglé, l'attitude asociale que la personne ne s'explique pas se traduit par de l'agressivité, du cynisme, la recherche de conflit, l'ironie, la violence, l'impulsivité… Chez les enfants, la distraction, le manque de persévérance, l'hyperactivité, et (ou) des phases d'abattements, la turbulence, le manque de concentration… sont les signes les plus courants. Ces éléments ont donné lieu à de nombreuses études, en particulier aux USA. « En réduisant le sucre de l'alimentation de jeunes délinquants dans 9 centres de différents états, le professeur Schoentaler, criminologiste et chercheur, constate une baisse de 45 % des comportements agressifs ou violents. » « Chez les jeunes enfants scolarisés, le remplacement du goûter saturé en sucre raffiné par des fruits secs ou des glucides lents (à base de céréales complètes) permet de constater une amélioration de la concentration des enfants, ainsi qu'une plus grande harmonie relationnelle entre eux. » (M. Kushi, Japan publication, New York.)

Le sucre (concentré) diminue l'efficacité des globules blancs et du système immunitaire en général. La quantité de lymphocytes (globules blancs) diminue considérablement ainsi que leur efficacité (voir les résultats d'une étude dans les pages suivantes) si la « sucromanie » s'installe, et la numération de ces cellules qui assurent nos défenses internes peut laisser croire un temps à la présence d'un état proche du sida ou d'une maladie auto-immune.

Heureusement, ce n'est pas le cas et cette baisse du nombre de globules blancs provient de leurs mobilisations et de leur travail épuisant et destructeur lors de la digestion de produits dénaturés et en mauvaises associations digestives.

Cela remet en question une bonne partie des théories médicales classiques négligeant l'impact de l'alimentation lors de maladies auto-immunes et du sida. Des études au niveau de l'activité digestive mettent en évidence des résultats fort intéressants. Ainsi l'exemple suivant, simple et pourtant difficile à croire :

Lors de la simple absorption d'une boisson très froide, l'on constate une mobilisation nettement mesurable des globules blancs au niveau digestif. Il en est de même pour les aliments très cuits et les produits d'origine animale. Lors d'un repas composé de crudités, de fruits frais ou de légumes légèrement cuits, l'on ne constate pas de variation notable de la mobilisation des globules blancs. Il est bien évident que les globules blancs, n'étant pas inusables et renouvelables à l'infini, ne pourront pas lutter convenablement contre une attaque extérieure (microbienne), après avoir œuvré au moins trois fois par jour en réparant nos erreurs dans la façon de nous alimenter ou dans notre hygiène de vie en général. Le simple fait de manger un aliment sucré à la fin d'un repas, en plus de la digestion difficile (doublement ou triplement du temps passé par les aliments dans l'estomac et dans les intestins) que cela va engendrer, ainsi que de la fatigue (somnolence), occasionnera fermentation et putréfaction, cela générant des substances nouvelles : acides divers, alcool (jusqu'à 0,2 gramme par litre de sang), bactéries pathogènes

(levures, champignons, staphylocoques, streptocoques etc.)

« Pour tirer subsistance des aliments absorbés, ils doivent être digérés, ils ne doivent pas pourrir », écrivait H. Shelton dans son célèbre ouvrage sur les combinaisons alimentaires.

Ces nouvelles substances nécessiteront un surcroît de travail pour le foie, les reins et pollueront un peu plus l'organisme.

LA RATE est le siège de la prolifération lymphocytaire en cas de réponse immunitaire, elle protège des infections et des intoxications. La consommation excessive de sucreries affaiblit cet organe qui ne peut remplir son rôle normalement, car les globules blancs sont mobilisés à de trop nombreuses reprises pour lutter contre les attaques acides du sucre et des produits dénaturés. En médecine chinoise, le sucre affaiblit l'énergie du méridien de la rate-pancréas et engendre alors un cycle de destruction, qui corrompt l'organe ou la glande voisine, progressivement, en prélevant l'énergie qui lui fait défaut. Cette dégradation progressive ressemble à la théorie des dominos où l'organe malade affaiblit son voisin, dès que son énergie est consumée.

Le système immunitaire

Des études ont montré que le sucre affectait les capacités des globules blancs et nous rendait moins résistant aux maladies.

Les résultats ci-dessous montrent une expérience réalisée à l'université *Loma-Linda* en Californie USA.

▸ En temps normal, 1 globule blanc peut vaincre 14 bactéries.

▸ 5 minutes après l'absorption de 6 cuillerées à thé de sucre blanc, 1 globule blanc peut vaincre 10 bactéries.

▸ 5 minutes après l'absorption de 12 cuillerées à thé de sucre blanc, 1 globule blanc peut vaincre 5 bactéries.

▸ 5 minutes après l'absorption de 18 cuillerées à thé de sucre blanc, 1 globule blanc peut vaincre 2 bactéries.

▸ 5 minutes après l'absorption de 24 cuillerées à thé de sucre blanc, 1 globule blanc peut vaincre 1/2 bactérie.

Nous avons vu que s'il y a sucre il y a fermentation et que plus il y a consommation de sucre plus il y a de fermentation. La fermentation s'effectue dans les intestins ce qui à la longue va favoriser la détérioration de la muqueuse et la prolifération de bactéries pathogènes.

La flore intestinale se déséquilibre et tend à voir se développer des colonies trop importantes de levure et de champignons.

Le *Candida albican* est par exemple très friand de sucre et se développe de manière accrue lorsque le régime alimentaire est riche en sucres rapides. À l'état normal, un individu héberge une colonie de ce champignon dans des proportions raisonnables. Notre organisme contrôle bien cette colonie, comme elle contrôle les colonies naturellement présentent de *staphylocoques*, de *streptocoques* et d'autres organismes potentiellement dangereux lorsque les intestins fonctionnent bien et sont en bonne santé.

Les intestins représentent la première barrière immunitaire et lorsque les intestins sont en bonne santé, nous ne développons pas de maladie. Les intestins renferment 80 % de notre immunité (plaques de Peyer).

Donc, une forte consommation de sucres rapides entraîne la prolifération de champignon dans les intestins dont le redoutable et sournois *Candida albican*, et si celui-ci s'y trouve bien et se développe exagérément nous risquons une mycose intestinale.

Une fois avoir colonisé les intestins, le *Candida albican* peut partir à la conquête du corps tout entier par le biais du sang pour atteindre potentiellement tous les organes.

Autre considération, les chercheurs, se sont aperçu que les cellules cancéreuses raffolaient du sucre et se développaient beaucoup plus vite en présence de sucre. Il est donc très vivement déconseillé de se gaver de sucreries lorsque l'on a développé un cancer où que nous avons un terrain prédisposé à ce genre de pathologies. (Hérédité, mode de vie morbide etc.)

LE SYSTÈME GLANDULAIRE OU ENDOCRINIEN se trouve directement et gravement affecté par l'action du sucre concentré. Le système glandulaire, par la sécrétion d'hormones diverses, commande un nombre incalculable d'actions organiques, qui déterminent notre forme, notre sommeil, notre mémorisation, notre digestion, nos émotions…

- ✔ *Contrairement à la vision médicale occidentale, la médecine orientale traditionnelle conçoit le fonctionnement du corps dans sa globalité.*

LE PANCRÉAS et les autres glandes sont reliés subtilement. Sous l'action principale du sucre, mais également du café et du tabac, ce système sera considérablement affecté et occasionnera de multiples perturbations. Outre le pancréas déjà évoqué et en première ligne, LES GLANDES SURRÉNALES seront excessivement sollicitées, subissant un affaiblissement, ayant déjà été mises à contribution en périodes de stress.

En médecine chinoise les surrénales sont le siège de la peur ou du courage quand leur niveau d'énergie n'est pas entamé par un mode de vie malsain. Les surrénales affaiblies, vous serez moins conquérant, moins dynamique, moins courageux pour lutter dans la vie.

Si vous consommez du sucre en quantité, de manière directe ou indirecte, vous souffrirez plus ou moins rapidement d'hypothyroïdie. Lorsque LA GLANDE THYROÏDE est perturbée, affaiblie, et tourne au ralenti, les conséquences sont nombreuses et étendues. « On retrouve son influence non seulement sur tous les organes, mais dans toutes les fonctions : thermogenèse, sommeil, sexualité, mouvements musculaires, circulation, digestion, états épidermiques et muqueux, sécrétions spécialisées (pancréas, foie…), immunité… Son action est générale et se rencontre jusque dans nos plus fines adaptations, dans les sentiments, les émotions, l'intelligence, la vitalité. » (J. de Chazaud, Ces glandes qui nous gouvernent). Je vous laisse juge de l'importance qu'un affaiblissement de cette glande peut entraîner.

LA GLANDE PITUITAIRE située dans le cerveau, considérée comme le chef d'orchestre du système glandulaire, subira également les attaques du sucre blanc. Cette glande participe à la régulation du sommeil, d'où des risques d'insomnies ; elle stimule également la production d'urine et contrôle le métabolisme du corps en lui évitant la maigreur ou l'obésité (on trouvera parmi les hypoglycémiques des individus obèses comme des individus maigres).

LE SYSTÈME CIRCULATOIRE va également se détériorer, avec des dégradations de l'état des veines, des artères et des capillaires. Cela sera visible extérieurement par le vieillissement prématuré des veines (varices) et des capillaires (violacés). Le cœur se trouve prématurément fragilisé.

Sur LE PLAN INTELLECTUEL, les troubles évoqués en tête de chapitre s'installeront et deviendront permanents ou presque (mauvaise mémoire, concentration difficile, confusion mentale, difficultés pour prendre une décision, pour s'exprimer clairement, rumination, pensée embrumée...). En bref, votre intelligence va se réduire comme peau de chagrin et vous pourrez même vous en croire dépourvu.

Du fait du surmenage des organes filtres (reins et foie) les toxines passent en plus grande quantité dans le sang et perturbent ensuite le fonctionnement de l'organisme au complet, dont LES ORGANES SENSORIELS, qui par nature sont fragiles et précieux. Heureusement cette dégradation de la vue, comme les autres, n'est pas irréversible lorsque nous supprimons les sources d'empoisonnement.

Comme conséquence visible des troubles du métabolisme, les individus consommant de grandes quantités d'aliments dénaturés, raffinés et incomplets, dont du sucre, des sucreries, des farines blanches, du riz blanc, des pâtes blanches, de la nourriture type « fast-food », auront tendance à l'obésité (80 % des cas) ou à la maigreur (20 % des cas).

Dans le premier cas, l'individu alterne sa glycémie entre une hyperglycémie ou le sucre est transformé en graisse et ou il stockera les toxines et les aliments partiellement assimilés faute des minéraux, des vitamines, des enzymes et des fibres indispensables pour une digestion et un transit convenables, transformera les sucres rapides en graisses favorisant une prise de poids excessive.

Dans le deuxième cas, l'individu se trouve presque en permanence en hypoglycémie, même en mangeant des sucreries. Lorsque la glycémie devient trop basse, les graisses sont transformées en glucose ce qui fait maigrir. les organes participant à l'assimilation, les intestins en particulier, fonctionnent mal car ils sont abîmés. Ils ne permettent plus une exploitation des nutriments satisfaisante et donc un entretien correct de l'organisme. Au fil des années et d'un régime à base d'aliments incomplets, l'individu verra son poids diminuer alors que ses repas sont copieux et nombreux, ses muscles fondront, ses réserves minérales diminueront, ses forces disparaîtront.

Dans les deux cas, un régime alimentaire à base de fruits frais, légumes frais, graines germées, huiles de première pression à froid, de céréales complètes… et des périodes de diète et de jeûnes permettra de rétablir le terrain intérieur, en reposant les organes digestifs et en éliminant les toxines.

Cette énumération des dégâts que le sucre peut entraîner sur notre organisme peut paraître épouvantable. Pourtant, tout ce que vous avez pu lire est l'exact résumé des conséquences d'une consommation de sucreries excessive.

Gardons à l'esprit que nous mangeons généralement en trop grande quantité par rapport à nos besoins véritables, cela étant dicté en grande partie par les principes de la société de consommation. Recherchons plutôt la qualité dans ce que nous décidons de choisir pour nous nourrir au lieu de succomber aux mirages de la publicité. Choisissons de nous nourrir autrement qu'en nous gavant de produits dénaturés, retrouvons le goût des vrais produits, mais aussi de la discussion, du jeu, du dessin, de la musique, de la danse… soyons créatifs et vivants, cela nous profitera davantage et profitera également à notre entourage.

Moyens de dépistage

Questionnaire préliminaire de dépistage de l'hypoglycémie (réalisé par le docteur Nittler)

Entourez ce qui convient.

Si la phrase n'exprime rien pour vous, n'entourez rien.

1 pour un symptôme léger
2 pour des symptômes modérés ou occasionnels
3 pour des symptômes sévères ou réguliers

1. 1 2 3	J'ai un besoin anormal de sucré.
2. 1 2 3	J'ai des maux de tête l'après-midi.
3. 1 2 3	Je consomme de l'alcool.
4. 1 2 3	J'ai des allergies, une tendance à faire de l'asthme, à avoir le rhume des foins, des éruptions cutanées.
5. 1 2 3	Je me réveille après quelques heures de sommeil.
6. 1 2 3	Je me rends compte que je respire péniblement.
7. 1 2 3	Je fais de mauvais rêves.
8. 1 2 3	J'ai les gencives qui saignent.
9. 1 2 3	J'ai la vue embrouillée.

10. 1 2 3 J'ai des taches brunes et/ou des plaques brunes sur la peau.

11. 1 2 3 J'ai des bleus facilement.

12. 1 2 3 J'ai des papillons dans l'estomac, des crampes.

13. 1 2 3 Je n'arrive pas à me décider facilement.

14. 1 2 3 Je n'arrive pas à commencer ma journée si je n'ai pas une tasse de café.

15. 1 2 3 Je n'arrive pas à travailler sous pression.

16. 1 2 3 Je suis constamment fatigué.

17. 1 2 3 Je suis constamment épuisé.

18. 1 2 3 J'ai des convulsions.

19. 1 2 3 J'ai des rages de bonbons, de sucreries ou de café dans l'après-midi.

20. 1 2 3 Je pleure facilement sans raison.

21. 1 2 3 Je suis déprimé.

22. 1 2 3 J'ai des étourdissements.

23. 1 2 3 Je bois… tasse(s) de café par jour.

24. 1 2 3 Je dois manger souvent sinon j'ai des crampes d'estomac ou des faiblesses.

25. 1 2 3 Quand je suis nerveux je mange.

26. 1 2 3 Si le repas est retardé, je ressens des faiblesses.

27. 1 2 3 Quand je mange, ma fatigue semble se dissiper.

28. 1 2 3 Je suis craintif.

29. 1 2 3 Lorsque j'ai faim, je me mets à trembler.

30. 1 2 3 J'ai des hallucinations.

31. 1 2 3 Mes mains tremblent.

32. 1 2 3 Mon cœur se met à battre vite si je saute un repas ou ne mange pas à temps.

33. 1 2 3 Je suis très émotif.

34. 1 2 3 J'ai faim entre les repas.

35. 1 2 3 Je fais de l'insomnie.

36. 1 2 3 Je tremble à l'intérieur de moi-même.

37. 1 2 3 Je suis irritable avant les repas.

38. 1 2 3 Je manque d'énergie.

39. 1 2 3 Je grossis des événements insignifiants.

40. 1 2 3 J'ai le « blues », je suis mélancolique, je vois tout en noir.

41. 1 2 3 J'ai une mauvaise mémoire.

42. 1 2 3 J'ai de la difficulté à avoir de l'initiative.

43. 1 2 3 Je suis somnolent après les repas.

44. 1 2 3 Je m'endors pendant la journée.

45. 1 2 3 Je me sens faible, sans force.

46. 1 2 3 Je suis inquiet, je suis anxieux, je me fais du souci constamment.

TOTAL DES POINTS

Tout total au-delà de 25 devrait conduire :

- soit à commencer un traitement de l'hypoglycémie, surtout si vous avez répondu positivement ou fortement à 3 questions parmi les n°s 16, 17, 24, 26, 27, 43 ou 44 ;
- soit à proposer un test d'hypoglycémie provoquée sur 5 ou 6 heures que vous pouvez solliciter de votre médecin.

Questionnaire élargi

- ☐ J'ai des blancs de mémoire.
- ☐ Je m'embrouille facilement dans mes paroles.
- ☐ Je n'arrive pas à donner mon plein potentiel.
- ☐ Je m'emporte facilement.
- ☐ Je suis timide.
- ☐ J'ai des désirs sexuels excessifs.
- ☐ J'ai une conduite sexuelle déviée.
- ☐ Je suis impuissant et rigide.
- ☐ Je néglige mon apparence et ma propreté personnelles.
- ☐ J'ai des difficultés à garder mes emplois.

- ☐ Je n'arrive pas à m'entendre avec les autres.
- ☐ Je perds l'intérêt dans mon travail.
- ☐ J'ai des sueurs froides pendant la nuit.
- ☐ Je n'ai aucune force musculaire quand je me réveille.
- ☐ J'ai tour à tour de la constipation et de la diarrhée.
- ☐ J'ai des gaz et des ballonnements.
- ☐ Je souffre d'indigestion chronique.
- ☐ Je suis souvent gonflé.
- ☐ J'ai un désir ardent du salé.
- ☐ J'ai souvent le nez bouché.
- ☐ Je ne supporte pas le bruit, la sonnerie du téléphone, les portes qui claquent…
- ☐ Le monde me fatigue.
- ☐ J'étouffe dans les endroits fermés.
- ☐ De temps en temps, je ressens une douleur à travers l'épaule gauche dans la direction de la clavicule ou à l'arrière du cou.
- ☐ J'ai des bouffées de chaleur.
- ☐ Ma bouche est très sèche.
- ☐ Mes mains et mes pieds sont froids.
- ☐ Je transpire terriblement.
- ☐ Ma peau est sèche et fait des écailles.
- ☐ Cela me brûle quand j'urine.
- ☐ J'urine fréquemment.
- ☐ Mes membres s'engourdissent.

- ☐ J'ai des picotements autour des lèvres et au bout des doigts.
- ☐ J'ai le sentiment d'avoir des milliers de piqûres ou de fourmis sur tout le corps.
- ☐ J'ai des démangeaisons des organes génitaux et (ou) de l'anus.
- ☐ J'ai le sentiment que je vais devenir fou.
- ☐ Je suis très tendu.
- ☐ J'ai des tendances suicidaires.
- ☐ Je deviens facilement violent.
- ☐ J'ai envie de faire du tort aux autres.
- ☐ J'en veux à la société.
- ☐ J'ai des étourdissements et je tombe en syncope, en particulier quand je me lève rapidement.
- ☐ J'ai le vertige, je titube ou je tourne en rond, en particulier le matin ou avant les repas.
- ☐ Je ne bois pas beaucoup d'eau.
- ☐ J'attrape facilement le rhume.
- ☐ Je raffole du chocolat.
- ☐ Je suis un fumeur à la chaîne.
- ☐ Je perds par moment complètement l'appétit.
- ☐ Je me sens faible, sans force.
- ☐ Je suis inquiet.
- ☐ Je suis anxieux.
- ☐ Je me fais du souci constamment.
- ☐ Cochez les réponses qui vous concernent.

Si vos réponses dépassent les 25 points pour la 1e partie du questionnaire (jusqu'à la question 46), et si les réponses indiquées pour la 2e partie sont souvent positives, vous êtes probablement concerné par l'hypoglycémie.

Pour obtenir des exemplaires de ce questionnaire, envoyez votre demande à l'A.R.D.H. (association romande des hypoglycémiques), case postale 2034-1211 Genève 2 (Suisse).

* * *

Contrôle de la glycémie à jeun

Il permet de connaître son taux de sucre sanguin à jeun. Ce résultat permet, conjointement à un court descriptif des habitudes alimentaire, d'orienter les recherches vers l'hypoglycémie. Le taux considéré comme compatible avec une bonne santé se situe autour d'un gramme par litre de sang.

Test de tolérance au glucose

(Test d'hyperglycémie provoquée)

Ce test, prescrit par votre médecin, sera effectué dans un laboratoire d'analyses médicales. Il débute par la prise d'un échantillon sanguin, à jeun. Ensuite, vous absorberez une solution de glucose permettant d'étudier votre comportement face au sucre. Les prélèvements suivants, effectués une ou deux fois par heure pendant 5 ou 6 heures, permettront de déterminer votre courbe glycémique et ainsi de connaître votre tolérance au glucose. Les résultats de cette courbe permettront le diagnostic de l'hypoglycémie et (ou) la confirmation du résultat du questionnaire écrit. Une courbe de glycémie normale débute avec un taux de sucre généralement entre 0,8 et 1 gramme de glucose par litre de sang. Pendant la première heure, le niveau de glucose sanguin s'élève au-dessus du niveau à jeun pour retourner ensuite à ce niveau dans la 2e heure et s'y maintenir assez régulièrement jusqu'au terme du test. Ces valeurs normales sont représentées sur le graphique ci-après, par la plage centrale.

Test de tolérance au glucose représentation des variations de la glycémie durant le test

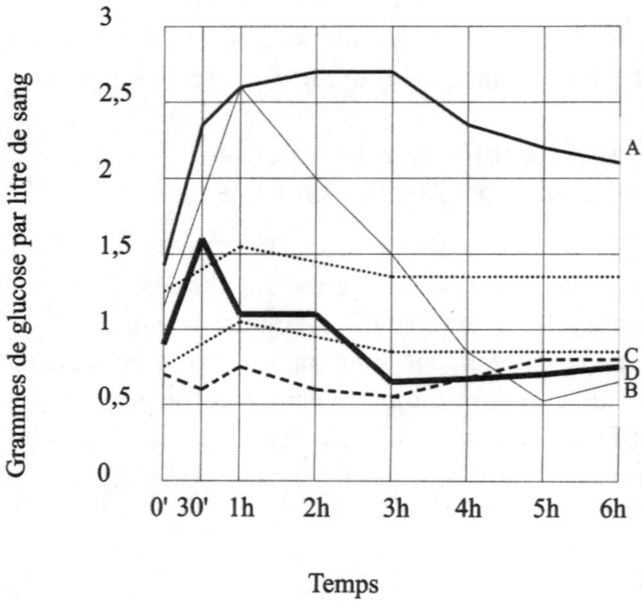

A. Cette courbe se trouve du début à la fin du test dans la plage du diabète. L'individu ne sécrète pas suffisamment d'insuline, l'élévation du niveau est très importante et le niveau reste élevé jusqu'au terme du test. L'individu sera diagnostiqué comme diabétique.

B. (ligne continu fixe)

Cette courbe indique tout d'abord une élévation extrêmement rapide du taux de glucose sanguin et pourrait être interprétée comme l'exemple précédent (diabète). Pourtant, par la suite, la courbe plonge de manière vertigineuse et situe l'individu en hypoglycémie. Il s'agit d'une hypoglycémie réactionnelle extrêmement marquée, consécutive à l'absorption de la solution de glucose prise à jeun. Le sujet est vraiment hyper-réactif au glucose. Il est facile d'imaginer ce qu'une pareille réactivité dans la gestion du sucre peut entraîner dans l'équilibre physique et psychologique de cet individu. L'hypoglycémie réactionnelle est souvent reliée au stress associé à une mauvaise alimentation et à une consommation excessive de sucre, d'aliments raffinés, pauvres en fibres ceci de manière constante et ceci depuis longtemps. Ces aliments provoquent une sécrétion trop importante d'insuline qui baisse ensuite exagérément le niveau de sucre dans le sang pour protéger l'intégrité de l'organisme.

C. (ligne pointillée)

Cet exemple montre un taux de glucose qui reste en permanence en dessous de la plage de santé même après consommation de sucreries, à moins que la quantité soit importante. Ce sont les individus qui se goinfrent de nourriture et de sucreries sans grossir, ou en prenant peu de poids. L'individu manque cruellement de glucose sanguin, son système de régulation ne parvient pas lui non plus à gérer la situation pour fournir un taux compatible avec la santé. L'individu est dans le brouillard une bonne partie du temps.

Les personnes qui ont ce genre de résultat sont généralement maigre ou mince, avantage esthétique mais désavantage lorsqu'il est question de se faire entendre et de se faire prendre au sérieux lorsque l'on invoque un comportement alimentaire anormal ou une dépendance au sucre.

D.(ligne continue épaisse)

Dans cet exemple, la chute importante du taux de glucose intervient entre la 3e et 4e heure. Le taux de glucose tarde à retrouver son niveau qui était le sien à jeun, le système de contrôle de la glycémie est déréglé et a donné une réponse exagérée. Il s'agit d'un exemple classique de malade hypoglycémique.

L'hyperglycémie est modérée, ce ne sont pas des personnes avec trop grand surpoids, mais l'hypoglycémie réactionnelle les empêche de retrouver une énergie suffisante pour fonctionner correctement.

Glucomètres

Il existe également la possibilité d'utiliser des appareils pour les diabétiques, contrôlant si le taux de glucose atteint un niveau trop bas, lors de la sensation de symptômes. Malheureusement, il semblerait que ces appareils, spécialisés pour mesurer des niveaux élevés (diabétiques), soient moins fiables pour les mesures de faible glycémie (hypoglycémie).

Test des pulsations

Ce test n'est pas spécifique à la détection d'un problème lié à la glycémie bien qu'il soit efficace pour détecter une allergie au sucre. Il peut être mis à contribution lorsque l'on suspecte une allergie alimentaire de toute nature. Ce test très simple consiste à compter le nombre de pulsations cardiaques avant le repas puis à comparer le résultat avec le même décompte effectué une heure après. Toute élévation supérieure à 10 pulsations cardiaques sera certainement causée par la présence d'une substance à laquelle nous sommes allergiques, celle-ci étant présente dans le repas ingéré. Il s'agit ensuite de renouveler l'expérience en ayant évité de consommer la substance suspectée et de comparer les résultats. Par recoupement et lecture attentive de la liste des ingrédients des préparations industrielles, vous parviendrez à identifier cette ou ces substances, ce qui vous permettra d'agir pour éviter d'en consommer. Généralement, il s'agit du sucre, d'édulcorants, du gluten, du lait ou d'un produit chimique contenu dans un produit. Il peut également s'agir de substances plus anodines ou de la synergie de plusieurs substances.

Observations physiques directes

La reconnaissance de certains critères physiques peut permettre de déterminer une prédisposition ou un état déjà installé d'hyper ou d'hypoglycémie :

« La partie supérieure de l'oreille trop développée est caractéristique d'une prédisposition à l'hyper ou l'hypoglycémie, et c'est le résultat d'excès de sucre, de fruits et de produits laitiers pendant la gestation. » (M. Kushi, *Le Diagnostic oriental,* p. 114).

« Les tempes sont en rapport avec les fonctions de la rate, du pancréas, du foie et de la vésicule biliaire. Les vaisseaux sanguins verdâtres, une couleur foncée, des éruptions ou taches apparaissant sur cette zone révèlent l'élimination d'excès de douceurs en rapport avec l'abus de sucre, fruits, jus de fruits, miel, alcool et stimulants, ainsi que le lait… » (M. Kushi, *Le Diagnostic oriental,* p. 120).

Des signes autour de la bouche et des lèvres, baver en dormant, révèlent une perturbation de l'énergie liée au pancréas et au système de régulation de la glycémie. Ces signes doivent interroger l'individu, les parents de jeunes enfants… sur les habitudes alimentaires et veiller à rétablir un équilibre compatible avec la recherche de la santé véritable.

Comment abandonner le sucre avant qu'il ne vous rende trop lâche pour affronter la vie

Le plus difficile, après avoir pris conscience des dangers du sucre, sera de surmonter les résistances personnelles qui proviennent de préjugés de notre éducation et d'images sociales ou publicitaires factices et abusives qui nous inondent.

Nous avons pratiquement tous été endoctrinés par les publicités qui vantent les bienfaits ou la consommation indispensable de telle ou telle préparation alimentaire à la mode (corn flakes, laitages sucrés, barres de céréales, sodas, chocolats etc.). Avant cela, pendant notre enfance, nous avons été habitués quotidiennement à manger, grignoter, sucer, lécher…, des biscuits, des gâteaux, des bonbons, du chocolat, des glaces…

Tout cela sans intention de nuire, bien au contraire, puisqu'il s'agissait de nous féliciter de nos efforts scolaires, de favoriser notre croissance, de nous faire plaisir ou de nous permettre de vivre l'enfance que nos parents auraient souhaitée pour eux, selon les normes éducatives à la mode.

Tout cela a, en réalité, contribué à affaiblir notre santé, notre résistance, et pour beaucoup d'entre nous à préparer le terrain pour de futurs soucis de santé, en accélérant les processus de dépendances alimentaires. Si vous parvenez à franchir cette étape de libération, vous séparant de ces croyances limitatrices pour la plupart d'entre elles dictées par les autres, vous pourrez reprendre votre chemin personnel et opérer vos propres choix.

L'étape suivante, plus concrète que le désir de se passer de sucre et de sucreries en tous genres, est de savoir comment s'y prendre, savoir à quoi l'on doit s'attendre physiquement et moralement, et connaître la durée des troubles du sevrage. Vous devez d'abord savoir que vous allez traverser quelques semaines où vous devrez lutter contre le désir d'abandonner et de retrouver vos mauvaises habitudes alimentaires, principalement sucrées, avant de retrouver la forme.

Vous allez ressentir de la faiblesse physique, des difficultés intellectuelles, du découragement, de la tristesse, des douleurs diverses… en bref, vous allez devoir supporter des états difficiles et pénibles, avec des variations importantes dans vos sensations, dans votre forme… ainsi que tour à tour à peu près tous les symptômes dont vous souffrez généralement.

Ces sensations durent chacune d'elles entre quelques heures et 24 à 48 heures au maximum. Ces phases de désintoxications, si vous les acceptez dans la confiance et en faisant preuve de patience, vont vous conduire vers la liberté et le mieux-être.

Au terme d'une période de 3 à 5 semaines, qui varie en fonction de l'importance et de l'ancienneté de la dépendance, vous allez ressentir une disparition presque permanente de vos troubles. Vous aurez retrouvé environ 80 % de vos capacités. Ne croyez pourtant pas que vous avez gagné la partie. J'ai pu faire l'expérience (comme d'autres) que si nous commettons trop souvent quelques imprudences alimentaires, l'on rechute très vite.

Évitez principalement, en dehors des sucreries de toutes sortes, les produits contenant des sucres artificiels, les préparations contenant des produits chimiques, le miel qui est un produit à risque lorsqu'on dépasse la quantité d'une cuillerée à café, les fruits secs (à moins de les faire tremper dans l'eau pendant 2 à 3 heures, et d'en manger peu), les pommes de terre, les fromages gras (encrassant l'organisme très vite), le lait (source très importante d'allergie), le blé sous toutes ses formes (le gluten est aussi une source d'allergie importante).

Remarque : ne vous inquiétez pas, il reste une multitude d'autres aliments à conserver que vous connaissez déjà et d'autres que vous apprendrez à connaître. Les écarts dans votre nouvelle discipline sont inévitables.

Il est important que ces écarts demeurent dans des limites acceptables afin de ne pas rechuter tout en se faisant plaisir, plutôt que de s'imposer une discipline absolue. Soyez bon et honnête avec vous-même. La vie sociale, la vie de famille ou les diverses occasions qui se présenteront comme des obstacles vous permettront d'avancer vers votre objectif, de mesurer vos progrès et votre maîtrise. Conservez une attitude souple et ne vous mettez pas le monde à dos en provoquant les gens sur le sujet de la nourriture.

Chacun avance à son rythme et trouve les réponses qu'il cherche au moment où il en a besoin ; inutile de brusquer les choses. Pensez d'abord à votre salut avant de vouloir changer le monde… Lorsque vous parviendrez à observer une hygiène alimentaire constante pendant une année, vous saurez que vous êtes sorti d'affaire.

Vous ne parviendrez d'ailleurs à stabiliser totalement votre état de santé qu'après une période de six mois à un an, au terme de laquelle vous aurez récupéré la totalité de votre potentiel physique et intellectuel. Vous y parviendrez assurément, comme beaucoup d'hommes et de femmes courageux (ses) qui ont franchi le pas et qui ont réussi. Le plus difficile est de prendre la décision d'abandonner cette substance et de franchir l'obstacle de la première journée. Ensuite, il faut résister et tenir, jusqu'au jour où nous découvrons que les sucreries ne nous disent plus rien. Le goût du sucre nous semble alors écœurant et si nous sommes alors tentés de manger un produit fortement sucré, type barre de chocolat ou gâteau industriel, nous ne manquons pas de nous en dégoûter.

Consignes à respecter pour s'en sortir

Abstenez-vous totalement de sucres concentrés et d'aliments raffinés. Cette consigne est impérative, et on ne peut y déroger. Il s'agit donc de s'abstenir de toute consommation de sucre visible et caché, ainsi que des aliments raffinés (céréales raffinées comme le pain blanc, les pâtes blanches, le riz blanc, et autres céréales raffinées, les farines blanches ainsi que tous les produits en contenant comme les pizzas, les hamburgers, les gâteaux).

Conformez-vous à un régime alimentaire strict, pour l'heure des repas, les quantités… cela surtout pendant le premier mois. Ensuite, accordez votre discipline à votre tempérament, et à votre vie.

Abstenez-vous d'alcool pendant la première année. Ensuite, suivant votre état et votre tolérance, vous déciderez de votre future consommation.

Abstenez-vous des stimulants que sont le café, le thé, le tabac, les excitants de toutes sortes qui se trouvent sur le marché légal (médicaments) ou frauduleux (drogues, ecstasy…).

Prenez le temps de vous reposer, dégagez dans votre emploi du temps des plages de détente, de distraction, octroyez-vous plus de temps pour réaliser vos tâches journalières, ne faites pas de projets ambitieux pendant les premières semaines de sevrage, et ayez à l'esprit que vous fonctionnez globalement à un rythme plus lent. Vous vous mettrez à l'abri d'un stress important. Vos performances seront moins bonnes durant quelques semaines avant de récupérer la totalité de vos capacités.

Choix des aliments

« Dis-moi ce que tu manges, je te dirai qui tu es. »
A. Brillat-Savarin

Pour surmonter l'hypoglycémie, vous devrez apprendre à choisir vos aliments parmi ceux qui apportent le plus de vitalité, et parmi ceux qui ont l'indice glycémique le plus bas, en bref parmi ceux qui sont les plus complets et les plus naturels.

Plus un produit sera manipulé, trituré, modifié, raffiné, chauffé… moins votre organisme pourra y puiser les substances nécessaires à son fonctionnement, et moins il pourra vous apporter la santé. Les principales considérations des industriels demeurent le goût, la consistance, le parfum et l'apparence… Ce ne sont pas là les critères essentiels qui définissent un produit sain. Pourquoi les industriels enrichissent-ils leurs produits d'autant de vitamines et de minéraux si ce n'est pour dissimuler la faiblesse de leurs productions ?

Si vous voulez conserver la santé ou la recouvrer, ne tombez pas dans les pièges de la publicité. Celle-ci joue sur notre ignorance et sur la confusion. Les vitamines ajoutées dans les aliments sont des vitamines synthétiques qui ne remplaceront jamais les vitamines naturelles.

Vous choisirez vos aliments les plus complets possibles, et leur ferez subir le moins de transformation et dénaturation possibles, en les respectant car ce sont eux qui nous apportent la vitalité et nous apportent la santé. Après avoir délaissé définitivement et complètement sucre, sucreries, boissons et aliments sucrés, ainsi que les fruits secs, conservez seulement les fruits de saison, arrivés à maturité, cultivés dans le respect des règles biologiques. Pour ceux qui vivent ou qui vont souvent à la campagne, vous trouverez sans peine, baies et fruits sauvages à la bonne saison. Saisissez la chance et le privilège de manger des fruits comme nos ancêtres avaient la chance de le faire…

Dans la catégorie des aliments contenant du sucre, vous trouverez une liste qui peut vous servir de support dans le chapitre III pour ceux qui n'ont pas l'habitude de lire les étiquettes. La liste étant longue, on peut toutefois considérer comme susceptibles de contenir du sucre, tous les produits transformés (pains, jus de fruits, bières, vins, soupes, conserves, plats cuisinés, sauces…).

- ✔ **Tant qu'un produit ne comporte pas la mention « sans sucre », il est susceptible de contenir du sucre.**

La liste de la composition affichée au dos d'un produit indique la liste des ingrédients par ordre décroissant de quantité. Plus un ingrédient se trouve proche de la tête de liste et plus sa concentration sera grande.

Les industriels sont astucieux ; pour une même famille de substance, en l'occurrence le sucre ou la saveur sucrée, ils utilisent plusieurs termes, jouant sur l'ignorance du consommateur : sucre, saccharose, glucose, sirop de glucose, sucre inverti, sucre inversé, fructose, sirop de céréales, miel...

La règle suivante, tout aussi importante que la précédente, sera de remplacer les pâtes blanches, farines blanches, riz blanc, pain blanc... par des *céréales complètes* et de préférence en grains et non traitées (bio). Les céréales complètes ont été pendant des millénaires la base de l'alimentation et le garant de la préservation de la santé des peuples de la terre entière.

Retrouvons la saine discipline de les employer à la place des céréales blanches, raffinées, soufflées ou enrobées de sucre que les industriels veulent nous inciter à acheter et à consommer pour s'enrichir à nos dépens et nous plonger dans la misère physique et mentale.

Les céréales en grains nécessitent un temps de cuisson assez long, ce qui pousse les industriels toujours à la recherche de nouveaux marchés à manipuler ces céréales, jusqu'à les transformer en aliments morts. Laissez tomber dans la terre des grains de céréales entiers et vous verrez pousser de jeunes pousses après quelque temps... ou venir picorer des oiseaux. Laissez tomber dans la terre des « céréales » provenant d'un paquet de corn flakes et vous ne verrez même pas un animal s'en approcher pour renifler.

- **Une règle assez juste et simple en matière de publicité veut que la qualité d'un produit soit le plus souvent inversement proportionnelle au nombre de campagnes publicitaires engagées par ceux qui veulent ainsi s'enrichir au détriment de notre santé.**

Revenons à nos grains entiers : ces céréales sont plus longues et moins pratiques à préparer car le temps de cuisson est plus long. Néanmoins, vous pourrez faire tremper la quantité souhaitée le soir pour le lendemain et réduire notablement le temps de cuisson. Préférez une cuisson lente et douce à l'étouffée avec la quantité d'eau nécessaire pour que les grains absorbent toute l'eau, ainsi vous ne perdrez pas d'éléments nutritifs en rejetant l'eau excédentaire.

L'indice glycémique *appelé aussi index glycémiant*

L'indice glycémique (IG) a été conçu par des scientifiques dans le but de mesurer l'augmentation du taux de sucre dans le sang après avoir mangé un aliment riche en glucose. Chez un adulte sain, l'insuline contrôle le taux de sucre dans le sang. Dans certains cas, cette hormone est insuffisante ou ne fonctionne pas bien et le taux de glucose sanguin est plus élevé que la normale. C'est ce qu'on appelle le *diabète*.

Lorsque l'insuline est sécrétée en trop grande quantité (suite à l'installation d'une hypoglycémie réactionnelle, celle évoquée dans cet ouvrage) le taux de sucre dans le sang est plus bas que la normale.

Les aliments sont classés en fonction de leur indice glycémique, soit un IG *élevé, moyen ou faible*.

Un aliment à indice glycémique élevé augmentera davantage le taux de sucre dans le sang qu'un aliment présentant un indice glycémique faible.

L'indice glycémique d'un aliment est déterminé par comparaison avec un aliment de référence, habituellement le glucose. Le glucose est un sucre qui augmente rapidement le taux de sucre dans le sang. Il obtient donc l'indice 100.

Il est recommandé de choisir ces aliments parmi ceux qui ont un indice glycémique inférieur ou égal à 50.

Par exemple, les pâtes blanches ont un indice glycémique de 70. En d'autres mots, à quantité égale, les pâtes provoquent une plus faible augmentation du taux de sucre dans le sang que le glucose.

En dehors des sucreries, la plupart des autres aliments présentant un indice glycémique élevé provient du groupe des produits céréaliers et des féculents à part certains types de pains (pumpernickel, à 100 % de blé entier moulu sur pierre), le gruau, les céréales à déjeuner de type all-bran, et all bran buds.

Des études ont montré que les aliments à indice glycémiques faible possèdent plusieurs effets bénéfiques sur la santé :

- Prévention du diabète de type 2
- Contrôle du sucre dans le sang
- Contrôle des taux de cholestérol sanguin
- Permettent de réduire les risques de développer une maladie du cœur
- Permettent de réguler l'appétit

Indice glycémique de quelques aliments

Bière	110
Pomme de terre cuite au four	95
Pomme de terre frite	95
Riz soufflé (galette de riz)	95
Purée de pomme de terre	90
Riz précuit	90
Miel	90
Corn-flakes	85
Pop corn (sans sucre)	85
Farine T 45 (pain blanc)	85
Gâteau de riz	85

Chips	80
Tapioca	80
Crakers (biscuits apéritifs)	80
Jus de pomme industriel	75
Farine T 55	75
Farine T 65 (pain de campagne)	70
Céréales sucrées	70
Barre chocolatée (type Mars)	70
Sucre (saccharose)	70
Maïzena	70
Maïs moderne	70
Riz précuit incollable	70
Boisson au cola	70
Nouilles, raviolies	70
Pains bis T 85	65
Pommes de terre bouillies (avec peau)	65
Semoule (raffinée-blanche)	65
Confiture classique	65
Banane	65
Jus d'orange industriel	65
Riz long blanc	60
Raisins secs	60
Biscuits sablés farine blanche	55
Biscuits secs petit beurre	55
Pâtes blanches cuisson normale	55
Farine complète T 150	50
Farine de sarrazin (blé noir)	50
Patate douce	50
Riz complet	50
Pâtes complètes T 150	45

Boulgour entier	45
Raisin frais	40
Jus d'orange pressé	40
Jus de pomme naturel	40
Pain de seigle complet	40
Pâtes intégrales T 200	40
Pain intégral frais	40
Maïs indien ancestral	35
Pois secs cuits	35
Carottes crues	35
Yoghourt entier	35
Yoghourt maigre	35
Orange	35
Poire, figues fraîches	35
All bran	30
Pêche	30
Pomme	30
Haricots, blanc, verts	30
Lentilles brunes	30
Marmelade de fruits sans sucre	30
Lentilles vertes	22
Pois cassés	22
Cerise	22
Prune, pamplemousse	22
Fructose	20
Soja cuit	20
Noix	15
Oignons	10
Ail	10
Légumes verts, salades	10

Champignons frais, tomates 10
Aubergines, poivron, chou, brocoli 10

(Légumes frais évidemment car les légumes en boites sont gorgées de sucre et de sel)

Aliments conseillés pour surpasser l'hypoglycémie *à indice glycémique bas ou contenant peu de glucide*

Abricot, pomme, poire, mûre, fraise, framboise, groseille, cassis, pêche, ananas.
Citron, orange, pamplemousse.
Melon.
Courge, citrouille, courgette, aubergine.
Tomate, asperge.
Concombre.
Poivron, artichaut, rutabaga, navet, radis, céleri, carotte.
Oignon, échalote.
Poireau, fenouil.
Chou vert, chou rouge, chou-fleur, chou-rave, chou chinois, chou de Bruxelles.
Brocoli, bette, persil.
Fève, petits pois, lentilles.
Haricots vert et jaune.
Champignons.
Noix fraîches (noix, noisette, amande…).
Graines de tournesol, sésame, lin, citrouille…
Avocat, olives fraîches.

Millet, sarrasin.
Produits laitiers acidulés (laits fermentés, kéfir…), sauf en cas d'intolérance.
OEufs, fromage frais et blanc.

Aliments à consommer avec modération
à indice glycémique moyen à élevé, parfois potentiellement allergène (blé) etc.

Blé, avoine, seigle (flocons d'avoine, gruau), orge, riz brun, maïs.
Fruits séchés, en particulier dattes et figues.
Jus de raisin, de pruneaux (même les jus maison), jus de papaye.
Banane, myrtille, mangue.
Miel cru (pas plus d'une cuillerée à thé).
Pomme de terre, patate douce.
Châtaigne.
Noix de cajou.

Aliments à éviter *(dévitalisant, débilitant, appauvrissant, à indice glycémique élevé, riches en graisses saturées, riches en produits chimiques toxiques etc.)*

Sel de table (c'est une substance raffinée pouvant contenir du dextrose). Préférer du sel complet non raffiné.

Noix salées, chips, biscuits apéritifs salés. en sirop, confitures, gelées.
Miel pasteurisé, mélasse, sirop de malt, breuvages à base de malt.
Pâtisseries, biscuits, brioches.
Caféine, café, thé, succédanés de café (poudre à base de céréales torréfiées…).
Pain commercial, préférer le pain complet biologique.
Céréales en boîtes.
Crèmes renversées, produits à la crème.
Cacao, chocolat.
Gommes à mâcher, caramel.
Conserves (légumes, fruits, soupes, viandes).
Cornichons, produits conservés dans le vinaigre.
Charcuteries, salami, saucisses, « hot-dog ».
Fromages fondus (ils peuvent être dilués dans de la fécule de maïs).
Lactose (pur ou sous la forme de produits laitiers). Sauce de soja commerciale (préférer une préparation traditionnelle).
Les colas.

Apprenez à lire les étiquettes, et lisez-les avant l'achat d'un nouveau produit.

Nous vous recommandons de bien prendre conscience du caractère saisonnier des fruits et des légumes, de l'importance de la qualité des produits et de leur provenance (celle-ci doit être indiquée sur les petits panneaux qui se trouvent au-dessus des étals). Retrouvez le plaisir de préparer de bons repas qui réjouiront vos papilles, votre corps et maintiendront une glycémie constante pour votre cerveau, et faites-en profiter votre famille et votre entourage. Une seule consigne : agissez tout en finesse sans vouloir imposer votre nouvelle vision de l'alimentation et de la santé.

Pour mettre toutes les chances de votre côté, vous devez vous mettre en condition, choisir la période favorable pour arrêter les sucreries, demander l'appui de votre entourage pour ne pas vous proposer des gâteaux ou du chocolat.

Si vous le pouvez, essayez d'obtenir un arrêt de travail d'un mois pour passer la période la plus pénible sans le stress du travail, ainsi que l'influence négative de certains de vos collègues pouvant vous inciter à craquer. Une autre solution serait de profiter du calme de vos vacances, pour débuter votre sevrage. Si ce n'est pas possible, déléguez au maximum votre travail, espacez les rendez-vous, prenez des journées de vacances.

Avant de débuter votre abstinence, faites le tri dans vos placards et autres réserves alimentaires. Jetez ou donnez toutes vos sucreries, tous vos aliments dénaturés et ne conservez que ce que vous savez être positif pour votre corps et votre santé. Ne croyez pas que le fait de mettre au fond d'un placard ces paquets de gâteaux ou ces plaques de chocolat sera suffisant lorsque vous souffrirez de manque. Votre inconscient n'oublie rien et, en cas de crise, il vous rappellera l'endroit de cette réserve et vous ne pourrez résister. Donc, débarrassez-vous réellement de tous ces poisons.

✔ *À la place des sucreries ou d'autres aliments morts... adoptez la règle des 3 V* :

Les végétaux, de préférence crus ou peu cuits, ainsi que les graines germées, doivent devenir la base de votre alimentation. Votre organisme captera la vitalité qu'ils contiennent, facilitant votre digestion en comblant vos besoins sans fluctuation de poids tout en éloignant du spectre de l'hypoglycémie.

Les graines germées et les jeunes pousses que nous pouvons cultiver en appartement pour presque rien, les fruits et les légumes crus, les noix de diverses sortes après réhydratation, les huiles de première pression à froid, sont des aliments vivants, aux potentiels vitaux importants.

Les graines germées sont un réservoir en tout temps disponible de crudités non traitées et d'une fraîcheur incomparable. La teneur en vitamines, après germination, est phénoménale en minéraux, en vitamines, en enzymes et en divers micro-aliments. Ce réservoir de vitalité est toujours disponible, peu coûteux et permet de faire face à nos besoins en réalisant des économies et en vous passant de l'achat de compléments alimentaires.

Dans notre cuisine, nous pouvons tous cultiver des graines germées, dans des bocaux inclinés ou dans des germoirs. Les règles de cultures sont simples puisqu'après quelques heures de trempage il suffit de les rincer à l'eau du robinet tous les jours, en moyenne. Vous pouvez manger votre récolte le matin à jeun en guise de petit-déjeuner ou les rajouter à vos salades ou en mettre dans vos sandwichs.

Vous pouvez par exemple faire germer des graines de luzerne (Alfalfa), des graines de Kamut (ou à défaut d'épeautre ou de blé) qui font partie des graines les plus nutritives. Vous devez faire tremper préalablement les graines de luzerne pendant environ 4 heures puis les rincer chaque jour. Tenir ces graines 5 jours dans l'obscurité, puis 2 jours à la lumière et elles sont consommables.

Pour le Kamut (blé originel), l'épeautre (blé ancien) ou le blé, le temps de trempage sera de 10 à 12 heures. Rincer à l'eau du robinet une fois par jour. Vous pouvez les consommer après 2 à 4 jours. Ces graines germées peuvent être consommées seules ou ajoutées à une salade de crudités…

La variété des aliments que vous consommez, la façon de préparer vos repas, de les composer, sont importants pour ne pas tomber dans la monotonie et ne pas être trop strict et trop rigide dans vos nouvelles habitudes. Faites preuve d'imagination, essayez de nouvelles expériences de temps à autre, utilisez des épices, des aromates…

Pratiques de régénération

« Pour avoir un corps parfait,
perfectionnez votre esprit. »
Lao-tseu

Je vais exposer dans ce chapitre les *principes J vitaux* qui peuvent vous aider lorsque vous allez renoncer au sucre. Simples mais souvent négligés, ils sont pour la plupart très anciens, peu coûteux, efficaces, et marqués au coin du bon sens.

Tous ces exercices ont une efficacité éprouvée et reconnue par de nombreux spécialistes. Ils sont inspirés pour la plupart des principes de préservation de la santé venant de la médecine traditionnelle chinoise (taoïste), indienne (Ayurvédique), du yoga ainsi que de l'approche occidentale alternative. Ils sont tous orientés vers une régénération des organes particulièrement éprouvés par la consommation de sucre ou de produits raffinés.

J'ai pratiqué tous ces exercices régulièrement durant ma réadaptation, et je pratique encore la plupart d'entre eux dans le but de conserver un bon état général et d'entretenir ma santé et ma vitalité. Vous pourrez vous aussi en tirer de nombreux bienfaits à la seule condition de vous astreindre à la discipline de les pratiquer régulièrement et de préférence quotidiennement.

Cela ne prend pas plus de trente minutes par jour ; et vous pouvez les pratiquer à tout moment de la journée. La seule condition : faire confiance à des techniques ancestrales, qui portent leurs fruits sur la durée, contrairement aux médicaments qui agissent rapidement en donnant l'illusion dangereuse de la guérison. À la fin de ce chapitre se trouve un programme de travail indicatif.

Avant toute chose, il est important d'apprendre à *manger avec conscience,* dans un lieu de préférence calme et dans une ambiance détendue. Il est utile de réfléchir à sa relation avec la nourriture en général. Beaucoup de personnes ne savent pas quand elles ont faim véritablement et confondent souvent le besoin de manger avec la faim. Dans nos pays où la prospérité règne, rares sont les individus qui ressentent réellement la faim. Nous mangeons par habitude, réglés par nos trois repas quotidiens, auxquels nous pouvons rajouter les pauses-grignotages. Prenons donc le temps de nous interroger et demandons-nous si c'est vraiment de nourriture dont nous avons besoin.

✔ *Dans bien des cas, l'envie d'une sucrerie se traduit en réalité par le besoin véritable de boire un peu d'eau (déshydratation) ou de faire quelques bonnes respirations près d'une fenêtre ou dans la nature (détresse en oxygène du cerveau).*

Pensez d'abord à boire un peu d'eau et à améliorer votre respiration avant de choisir de manger, surtout lorsque le dernier repas n'est pas très lointain.

La salivation

Les dents et la salive jouent un rôle important dans la digestion, en contribuant à dégrader les aliments avant qu'ils n'atteignent l'estomac. Ainsi, lorsque l'on mastique bien et que la salive recouvre les particules alimentaires, l'appareil digestif absorbe mieux les éléments nutritifs (on peut profiter de cette propriété en mastiquant ses aliments jusqu'à les rendre liquides). Il est maintenant démontré que la salive stimule la synthèse d'une hormone qui prévient la carie dentaire. Étant donné l'importance de la salive, il convient de protéger les glandes qui la produisent : les sentiments de haine, d'amour, de sympathie et de colère résident dans le cœur et sont stimulés par la langue. Quand on utilise la langue pour donner un baiser, la passion envahit le cœur. Les taoïstes tiennent pour sacrée la salive ou « eau céleste » et lui attribuent des propriétés curatives naturelles.

Pour garder le cœur en bonne santé et assurer le bon fonctionnement des glandes salivaires jusqu'à un âge avancé, les taoïstes ont conçu les exercices de la langue et de la salive. Elle contribue à tuer les microbes de la bouche et peut, dans certains cas, servir de médicament. On l'utilise, par exemple, pour traiter les infections. Si vous vous coupez et que vous vous trouviez sans trousse de premiers soins, mettez la coupure en contact avec la salive. Cette dernière aura un effet désinfectant et détruira les microbes pathogènes.

Exercice de la bouche
(tiré de la médecine traditionnelle chinoise)

Brossez-vous les dents avec la langue. Cela vous fera saliver. Gardez la salive jusqu'à en avoir la bouche pleine. Rincez-vous ensuite la bouche avec votre salive en la faisant tourner comme si c'était un rince-bouche. Avalez ensuite la salive en trois fois (vous pouvez renouveler l'exercice plusieurs fois).

La mastication

La mastication participe à la digestion en facilitant le travail de l'estomac et réduit de ce fait la quantité de sucs digestifs nécessaires. Elle permet également par voie de conséquence une meilleure assimilation et donc une moindre dépense en énergie vitale (vitalité). Prenons le temps de bien mâcher nos aliments avant de les avaler, cela épargnera du travail et de l'énergie à nos organes digestifs.

L'hydratation

Les études montrent que la plupart des personnes souffrant d'hypoglycémie boivent trop peu. Il est important pour le bon fonctionnement de notre organisme et pour notre bien-être de boire environ 1,5 litre par jour; et bien entendu il est question d'eau et non pas de jus de fruits industriels, de cola, de bière, et encore moins d'alcool, ni de café ou de thé… Il est recommandé de boire lentement, par petites gorgées, en dehors des repas, afin de préparer nos organes à la réception de ces liquides et nous permettre d'en tirer parti avantageusement.

La respiration

La respiration est au centre de la plupart des exercices de yoga. La maîtrise respiratoire et en particulier la pratique de la respiration abdominale permet d'accéder à la maîtrise de nos émotions. Nous savons tous que certaines émotions mal vécues ou récurrentes peuvent nous rendre malades en bloquant certaines fonctions organiques. On peut donc relier un mauvais métabolisme des sucres avec un certain type d'émotion mal vécu, mal compris, mal analysé ou mal évacué et cela pour des raisons qu'il est indispensable de découvrir. Il est souhaitable d'apprendre à prendre conscience de sa respiration. Pour cela, allongez-vous sur le dos, et placez la paume de vos mains sur votre abdomen. Vous devez sentir gonfler votre ventre lentement et profondément. Dans la journée, observez votre respiration et corrigez-la si nécessaire.

Exercices physiques

Il est essentiel de maintenir une activité physique pour conserver un tonus correct, la souplesse et la mobilité des articulations, pour solliciter le cœur et le système circulatoire. De plus, l'exercice physique modéré permet une mobilisation des organes et fonctions liés à la glycémie, une meilleure oxygénation favorable pour un retour à l'équilibre et la stabilité du taux de sucre sanguin. Inutile de vous lancer dans des débauches d'énergie fatigantes pour le cœur et qui contribuent à l'accélération du vieillissement. L'idéal serait 30 minutes minimales de marche à allure moyenne ou soutenue en plein air et dans un espace de verdure.

En période chaude, marcher ou courir pieds nus vous permettra de vous décharger de l'électricité statique et de vous recharger en énergie par les forces telluriques. Faites l'expérience de marcher pieds nus sur l'herbe ou sur le sable d'une plage et constatez le bien-être que vous ressentez après ces petites séances.

Exercices taoïstes internes

Ces exercices font partie d'un ensemble complet d'exercices appelé « système complet d'auto-guérison », qui lui-même fait partie d'un ensemble appelé les huit piliers de la philosophie taoïste. *Le taoïsme est la plus vieille religion du monde ;* son fondateur, Lao-tseu, écrivit l'ouvrage célèbre intitulé le *Tao-Te-King* qui jeta les bases sur lesquelles allaient reposer les huit piliers du taoïsme. Pour les taoïstes, le pancréas est appelé la « maison de la transcendance », et il joue un rôle important dans le contrôle du système digestif tout entier, ce qui comprend entre autres le contrôle de la température du corps et du taux de glucose dans le sang.

« Par exemple si le pancréas est faible et commence à laisser échapper des sécrétions (de l'insuline) dans le flot sanguin, il neutralisera le sucre qui s'y trouve et provoquera une affection appelée hypoglycémie, qui est en fait une insuffisance du taux de glucose dans le sang. Une personne souffrant d'hypoglycémie a envie de nourriture et de sucreries : ces substances pénètrent dans le flot sanguin et stimulent le pancréas, ce qui occasionne une nouvelle baisse du taux de glucose dans le sang. Après cette première étape, le diabète (ou hyperglycémie) risque de se développer. Si cela se produit, le pancréas se met à se détériorer. Nous savons tous que le diabète rend une personne dépendante d'injections d'insuline : ces injections neutralisent le glucose dans le sang, mais elles ne contribuent nullement à activer le système digestif. De plus, l'hyperglycémie rend le sang plus épais et plus lourd, ce qui altère grandement la circulation. Le cœur doit alors travailler plus fort, si bien qu'en général les gens qui souffrent de diabète connaissent également des problèmes cardiaques. »

Les sept glandes (par ordre ascendant : les glandes sexuelles – la prostate et les testicules pour les hommes et les ovaires, l'utérus, le vagin et les seins pour les femmes, les glandes surrénales, le pancréas, le thymus, la glande thyroïde, l'hypophyse et la glande pinéale) sont reliées les unes aux autres. Un mauvais fonctionnement du pancréas entraînera un déséquilibre des glandes surrénales. Et ce déséquilibre affectera à son tour les glandes sexuelles et les reins. L'hypoglycémique rentre alors dans ce que les taoïstes appellent le cycle de destruction où chaque élément ou organe détruit ou absorbe l'énergie de l'élément qui lui succède.

Les exercices regroupés dans ce chapitre sont des exercices spécifiques pour améliorer l'état de santé de la personne qui est ou qui était dépendante du sucre ; pour prendre connaissance des autres exercices je vous recommande la lecture de l'ouvrage dont sont tirés ces exercices et les citations *(Exercices taoïstes internes,* docteur S. T. Chang).

L'exercice du foie

Outre les poumons, le corps possède deux filtres, les reins et le foie. Le foie élimine les toxines et cet exercice est conçu de manière à le garder en bon état de fonctionnement. Pendant cet exercice, comme pendant tous les autres d'ailleurs, vous devez vous concentrer sur vos mouvements et sentir l'énergie traverser la poitrine. La concentration décuple les bienfaits de l'exercice du foie et contribue à l'unification du corps et de l'esprit.

1. Asseyez-vous ou étendez-vous dans une position confortable.
2. Placez la paume de la main droite sur le côté droit du corps, sous la cage thoracique.
3. Poussez la main vers le milieu du thorax en suivant la ligne décrite par la base de la cage thoracique.
   D'un mouvement ascendant, massez jusqu'au sternum, puis redescendez du côté gauche de la poitrine.
4. Ce massage de droite à gauche constitue un cycle.
   Répétez 36 fois.

Note A: la paume de la main doit exercer une pression sur la peau.

Le foie est situé du côté droit du corps, sous la peau, en dessous de la cage thoracique.

La pression exercée par la main stimule le flux énergétique de même que la circulation sanguine dans le foie.

Note B: Le mouvement inverse, exécuté avec la main gauche en suivant la ligne décrite par les côtes inférieures, fournit de l'énergie à l'estomac, situé sous la peau du côté gauche de la cage thoracique.

Répétez 36 fois.

Il est également possible de masser alternativement de la main droite puis de la main gauche, en faisant 36 répétitions par main. Grâce à la circulation énergétique qu'elle entraîne, cette alternance favorise le fonctionnement harmonieux des organes digestifs que sont l'estomac et le foie.

Le prochain exercice appartient à un ensemble de huit mouvements appelés les huit exercices directionnels. L'idée est que tout élément dans l'univers est influencé par des forces électriques ou magnétiques. Il existe six formes d'énergie : mécanique, thermique, sonore, radiante, atomique et électrique. Nous émettons de l'énergie électrique. Cependant, l'énergie électrique de l'homme est radicalement différente de celle que l'on utilise dans une maison, par exemple.

Le courant électrique qui se retrouve dans une maison fluctue généralement aux alentours de 50 cycles par seconde ; chez l'homme, on compte 49 millions de cycles par seconde. Ce dernier chiffre représente environ la moitié de ce que l'on associe à la lumière, qui se déplace à une vitesse de 300 000 km/s environ.

Notre organisme peut « recharger » les forces électriques de l'organisme ; il faut que celui-ci soit correctement orienté, c'est-à-dire que l'élément « à recharger » soit correctement placé par rapport à l'élément « de recharge ». Par exemple, le pôle Nord d'un aimant doit être placé contre le pôle Sud d'un autre aimant, pour que l'induction magnétique se produise.

Dans le cas des aimants, tout comme dans le cas d'autres substances, le « rechargement » consiste en un réarrangement d'atomes ou de groupes d'atomes qui fait augmenter les énergies électriques.

Cet exercice doit être effectué en vous plaçant de manière à faire face au nord-est (munissez-vous d'une boussole), penchez-vous et touchez-vous les orteils avec le bout des doigts. Avec la pratique, vous parviendrez à poser la paume de vos mains contre le sol. Gardez les jambes droites et pliez le plus possible la taille et le bassin. Imaginez ensuite que vous êtes une montagne. Vous pouvez garder la pose aussi longtemps que vous le désirez. Cet exercice augmente l'énergie du méridien de la rate et du pancréas.

Pour ceux qui ne savent plus se servir d'une boussole :

L'aiguille rouge indique le nord, l'autre extrémité le sud. Face au nord, je n'ai pas besoin de rappeler que l'est se « trouve » à droite. Pour trouver le nord-est, placez-vous entre le nord et l'est.

La réflexologie

Bien que nous retrouvions dans d'autres cultures des techniques voisines de massage, il est admis que la réflexologie moderne s'est inspiré des principes de la médecine chinoise quant à la circulation de l'énergie vitale dans le corps.

Cette énergie rejoint la surface de la peau à plus de 700 endroits différents appelés points réflexes.

Le simple massage de ces points permet non seulement de soulager certains symptômes, mais d'en éviter l'apparition. Les zones du nez, du visage, des oreilles, du dos, des mains et de la plante des pieds sont particulièrement riches en ces points.

Il est généralement convenu de pratiquer ces massages réflexes sur la plante des pieds d'où passent tous les méridiens énergétiques qui traversent l'organisme. L'on peut pratiquer soi-même ces massages, se faire masser par un (e) ami(e) ou encore se faire masser par un professionnel.

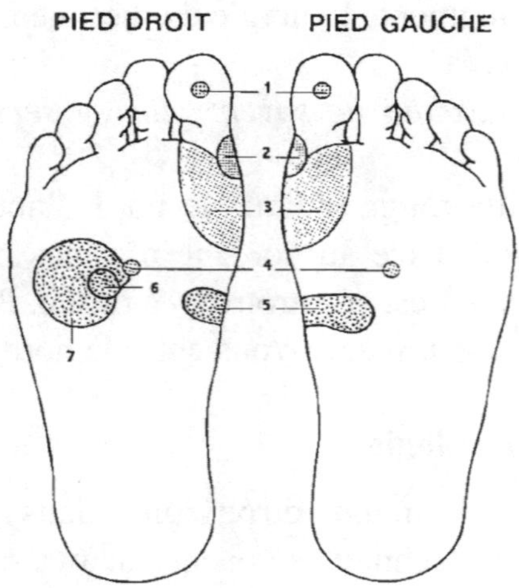

PRINCIPALES ZONES RÉFLEXES LIÉES À LA GLYCÉMIE:

1. Hypophyse
2. Paratyroïde
3. Thyroïde
4. Surrénales
5. Pancréas
6. Vésicule biliaire
7. Foie

Voici les principes généraux à observer pour l'auto-massage :

Pratiquez de préférence ces massages le matin, vous bénéficierez alors des résultats pendant la journée. Détendez-vous physiquement et psychiquement et retrouvez-vous dans un endroit calme ; assurez-vous de ne pas être dérangé pendant votre séance.

Débutez votre séance par l'étirement et le massage des orteils et un massage de la totalité de la voûte plantaire en vous servant de l'éminence thénar (saillie formée sur la paume de la main par les muscles courts du pouce) de vos mains, pendant 10 à 20 secondes.

Massez ensuite l'emplacement de la pituitaire (glande située dans le cerveau et qui a le rôle d'être en quelque sorte le chef d'orchestre du système glandulaire dont fait partie le pancréas). Pour le massage, appuyer de manière soutenue et faites de petits cercles. Vous devez ressentir une légère douleur, ce qui est d'une part la confirmation que l'organe ou la fonction « manque d'énergie » ou est affaiblie, et d'autre part que le massage est efficace.

Continuez par le pancréas, le thymus, les surrénales, les gonades et la thyroïde. Puis par la zone du foie (le secteur du foie se trouve sur la plante du pied droit). Lors des premières séances, ne massez que quelques minutes les régions indiquées, et observez vos sensations durant la journée. Ensuite, vous pourrez augmenter la durée de massage. Comptez une dizaine de minutes par séance si vous massez les 2 pieds à la fois.

Terminez votre séance de la même façon que vous l'avez débutée en massant la surface entière de la voûte plantaire avec votre éminence thénar.

Aromathérapie

Vous pouvez faire usage de cette thérapie de manière isolée ou vous servir des huiles essentielles (H.E.) lors de vos séances de réflexologie.

L'aromathérapie est le traitement des maladies (ou des symptômes) par les essences des plantes. Les huiles essentielles (H.E.) sont des produits huileux volatils et odorants sécrétés par les plantes aromatiques. Selon les plantes, l'H.E. est localisée dans les fleurs, les feuilles, l'écorce, les racines…

D'une manière générale, il y a 4 façons de se servir de ces huiles :

1. De la manière la plus simple, en respirant quelques gouttes déposées sur un mouchoir ou en inhalation ou avec l'emploi d'un diffuseur.

2. Dans le bain. Il suffit de mettre 20 gouttes dans une base hydro-dispersante (genre huile de coprah), car les H.E. ne sont pas solubles dans l'eau, et de les mélanger à l'eau du bain.

3. Dans la cuisine, en ce qui concerne le thym, le romarin, le basilic, l'origan ou le clou de girofle, il suffit de les rajouter à l'huile pour la salade à raison de 2 à 5 gouttes maximums. Vous pouvez en ce qui concerne la préparation miel + H.E. mettre le tout dans 1/2 verre d'eau tiède et boire la préparation.

4. Vous pouvez associer la réflexologie à l'aromathérapie, en massant les points ou zones désignés dans le paragraphe précédent avec une huile (base) de massage additionnée d'une ou plusieurs H.E.

Il faut compter 50 à 100 gouttes d'H.E. pour 100 ml d'huile végétale.

Selon l'effet recherché, vous pouvez mélanger une ou plusieurs huiles essentielles à votre huile de massage.

Les H.E. de citron, géranium, genévrier, thym, ail, oignon, sont indiquées pour traiter l'hypoglycémie.

Remarques importantes : veiller à n'utiliser que des huiles essentielles naturelles. Par voie orale, utilisez ces huiles très puissantes avec précaution et ne dépassez pas les 5 gouttes sans l'avis d'un phytothérapeute.

Les exercices des Cinq Tibétains

« “Les Cinq Tibétains” constituent un ensemble de mouvements de yoga simples, mais extrêmement dynamisants, qui proviennent de l'Himalaya. Malgré le peu de temps et d'efforts qu'ils exigent quotidiennement, les Cinq Tibétains intensifient étonnamment la souplesse et l'acuité mentale.

Même ceux qui en sont à leurs débuts avec le yoga pourront apprécier les effets libérateurs de ces exercices en ce qui concerne le potentiel énergétique inné du corps et de l'esprit humain. Cette pratique régulière soulage la tension musculaire et dissipe le stress ; elle améliore la respiration de la digestion, profite au système cardio-vasculaire et procure une détente et un bien-être profond. Elle permet en somme de générer et d'utiliser l'énergie vitale à des fins de transformation personnelle. » *(Le secret des Cinq Tibétains,* C.S. Kilham).

Ces Cinq Tibétains constituent un enchaînement de postures et d'exercices actifs dynamisants pouvant se pratiquer de manière graduelle, en principe le matin et (ou) le soir. Dans le cas de l'hypoglycémie, ces exercices permettent une recharge du système glandulaire, et donc une régénération du pancréas.

La pensée positive

Les pensées négatives minent notre moral et augmentent notre stress, car elles nous poussent à croire que nous ne valons rien. Limitons le stress facteur d'hypoglycémie en prenant conscience de la qualité de nos pensées et remplaçons-les petit à petit par des pensées optimistes et orientées vers la réussite de notre vie.

La visualisation positive

La visualisation est une technique simple qui utilise des principes naturels qui régissent notre esprit mais qui sont méconnus ou sous-estimés. La visualisation créatrice est l'art d'utiliser son imagination pour matérialiser un désir.

C'est une pratique que nous employons tous les jours, sans le savoir généralement, mais la plupart du temps de façon négative, du fait de notre éducation.

Exemple : lorsque vous vous voyez aller au supermarché, que vous goûtez déjà une pêche bien juteuse et mûre dont vous avez envie, lorsque vous vous imaginez dans un bain chaud ou que vous entendez déjà le bruit des vagues et que vous sentez le soleil sur votre peau en pensant à vos prochaines vacances, vous visualisez.

Lorsque nous nous faisons du souci, nous visualisons également, en nous représentant par exemple une situation de façon négative lorsque nous attendons des nouvelles de l'un de nos enfants, en l'imaginant bien malgré nous dans les pires situations.

La visualisation créatrice permet d'orienter de façon positive notre imagination afin qu'elle nous serve et nous rende la vie plus facile et plus agréable et pour les plus persévérants d'atteindre leurs objectifs dans n'importe quel domaine. » (J. Hastings, *La Visualisation créatrice.)*

Dans le cas de l'hypoglycémie, vous pouvez vous imaginer en pleine possession de vos moyens physiques, en pleine santé, et résistant à la tentation de grignoter ou de manger des sucreries. Imaginez-vous en train de vous nourrir sainement en en tirant beaucoup de plaisir, et en renforçant votre santé.

Il est facile de visualiser, pour cela il faut vous placer dans un état de détente, en un lieu calme. Avec le temps, vous parviendrez à rendre vos représentations imaginatives les plus vivantes possible, en faisant intervenir tous vos sens. La régularité dans vos séances est nécessaire pour parvenir à un résultat.

Compléments alimentaires

Voici la liste des principaux compléments alimentaires susceptibles de vous soutenir lors de votre sevrage de sucre :

ALANINE : il s'agit d'un acide aminé. Il permet la mise à disposition du glycogène par le foie en fonction des besoins. Il stimule également la production de lymphocytes.

Sources : farine de soja, levure de bière sèche, légumes secs.

CHOLINE : il s'agit d'une matière azotée présente dans les tissus animaux, qui a une action favorable sur le foie en stimulant le système parasympathique (gère la diminution des dépenses énergétiques et l'orientation vers l'accumulation des réserves ; il joue également un rôle important dans l'action des glandes surrénales et des états émotifs).

Sources : soja, pois secs, haricots secs, choux de Bruxelles, radis, épinards, céleri, persil, céréales complètes.

CHROME : le chrome a une fonction contre l'artériosclérose, sur la tolérance au glucose, sur l'excès de cholestérol et de triglycérides.

Sources : levure de bière, germe de blé, oignons, cresson, soja.

SPIRULINE : complément alimentaire de grande valeur nutritionnelle. Il s'agit d'une micro-algue riche en acides aminés essentiels, en minéraux oligo-éléments, vitamines et enzymes de premières qualités et d'une concentration équilibrée. Les algues, employées depuis fort longtemps dans la cuisine japonaise, sont une source inestimable de nutriments. La spiruline contient entre autres de l'alanine, des vitamines B3, B6 et B12 et du magnésium.

VITAMINE B3 ou PP : la vitamine B3 intervient dans la respiration cellulaire, le métabolisme des sucres…

Sources : levure de bière sèche, son de blé, son de riz, farine de blé, germes de blé, pain complet.

VITAMINE B6 : elle intervient favorablement sur le système immunitaire et aiderait la mémoire à rester intacte. Elle permet une bonne utilisation du glucose. Sa carence entraîne une production d'acide oxalique. Cet acide s'accumule sous forme de calculs, de cristaux en particulier au niveau du pancréas qui devient alors douloureux au toucher.

Sources: levure de bière sèche, germe de blé, graines de soja.

VITAMINE C: la vitamine C a de nombreuses actions sur le métabolisme, en particulier une action anti-vieillissement, anti-infectieuse, anti-fatigue. À consommer de préférence en première partie de journée.

Sources: cassis, chou, cresson, persil, citron, épinard, fraise, mâche, pissenlit, pois.

✓ **Pour réduire les flatulences et les conséquences désastreuses des sucreries sur les intestins:** Utiliser du charbon actif en cure ou après des excès.

Le charbon actif a une grande capacité à piéger dans ses pores les molécules toxiques, les microbes, les gaz et autre produits indésirables présent dans les intestins. Le charbon actif a la propriété de pouvoir réduire ou arrêter leur passage dans le circuit sanguin ou à travers la paroi intestinale. Utile en cas d'inconfort digestif ou en cure de 21 jours.

Les selles sont désodorisées et les flatulences réduites.

Se vend en pharmacie et en magasin diététique (souvent meilleur marché).

Si votre alimentation est pléthorique, sucrée mais grasse, évitez d'utiliser l'argile, car l'argile risquerait de s'agglutiner avec les graisses et de faire bloc, de se fixer sur les parois des intestins et de devenir difficilement excrétable.

C'est à peu près la seule restriction d'utilisation pour ce produit remarquablement efficace et bon marché, ayant de grandes capacités de détoxination.

Une autre solution lorsque vous consommez des sucreries en excès : utilisez du chlorure de magnésium, vendu en sachet de 20 grammes à mélanger dans un litre de bonne eau (éviter l'eau du robinet). Très bon marché, en vente en pharmacie entre 1,1 et 1,8 euro le sachet.

Permet de dynamiser le système immunitaire, et d'accélérer temporairement le transit intestinal.

Homéopathie

Certains homéopathes conseillent d'utiliser en dilution le sucre lui-même pour donner l'impulsion inverse que celle qui nous pousse vers les sucreries.

SACCHARUM OFFICINARUM XMK (10000 K) pour agir psychiquement sur le désir de sucrerie.

SACCARUM OFFICINARUM 7 CH pour agir sur le plan physique lors du sevrage physique.

Pour plus de conseils veuillez consulter un naturopathe ou un médecin-homéopathe sensibilisé aux questions nutritionnelles.

Le jeûne

Le jeûne est une pratique connue et employée depuis la nuit des temps et dont nous trouvons des références dans la Bible et le Coran. À côté de l'élévation de l'esprit, son intérêt réside dans l'économie d'énergie considérable que permet le repos des organes digestifs. Notre organisme pourra alors s'occuper de sa régénération au mieux de ses capacités en se purifiant, en se débarrassant des toxines et des cellules malades ou affaiblies.

Cette pratique est sans risque tant que la réduction alimentaire est progressive, et que la durée du jeune n'excède pas une semaine. Au-delà, il est préférable de prendre contact avec des personnes initiées, et de demander conseil.

Bien que cette pratique universellement reconnue n'ait pas trouvé une place importante en occident (il existe néanmoins les cliniques Büchinger en Allemagne, un nombre assez important de cliniques de jeûne en Suède, l'institut Hippocrate aux USA, et des petites structures dans les pays francophones), les résultats d'une telle démarche sont souvent spectaculaires pour toutes sortes d'affections, des plus bénignes aux plus graves.

Pour les personnes souffrant d'hypoglycémie, comme pour les autres, il est important de préparer ce jeune en respectant les paliers de réduction alimentaire*. S'il est bien accompli et renouvelé, il permettra une rénovation des organes digestifs et notamment du foie particulièrement sollicité par une mauvaise alimentation.

Par expérience, il est préférable de ne pas s'abstenir totalement de nourriture et de consommer 2 ou 3 fois par jour un verre de jus de fruit ou de légumes fraîchement pressés, dilué dans un peu d'eau et bu lentement. Votre organisme réagira alors en douceur dans ses phases de désintoxication et vous conserverez un bien-être suffisant pour vaquer à vos occupations presque normalement. Votre sommeil sera également plus paisible[1].

Réductions alimentaires* par palier

Commencez par ne manger que 3 fois par jour (supprimer les en-cas). Si c'est déjà votre cas, vous supprimerez le café, le thé et tous les excitants. Après 3 à 5 jours, en fonction de votre confort physique, supprimez la consommation de compléments alimentaires. Après 3 à 5 jours de régime alimentaire dit équilibré, faites 3 repas en associations digestives compatibles**.

Le palier suivant consiste à retirer les lipides (huile, beurre, olives, avocat…). Ensuite, retirez les glucides (féculents, pommes de terre, céréales, pains…). Le palier qui suit, encore plus simple, est constitué de fruits et de légumes crus ou légèrement cuits. Le dernier palier consiste à ne consommer que des jus de fruits, de légumes et des bouillons de légumes maison.

---

1. Suite à cet ouvrage sur les méfaits du sucre, j'en ai rédigé un autre qui propose de se régénérer par les jus, formule plus facile que le jeûne pur et dur. Celui-ci s'intitule, *Les secrets de vie des jus-santé*.(Lanore)

En fonction de votre niveau d'intoxication et votre forme, vous réduirez la quantité de jus, pour à terme ne conserver que le bouillon de légumes du soir. Contrôlez votre poids matin et soir, buvez de l'eau ou des tisanes (non sucrées) régulièrement, évitez le stress et conservez une activité physique minimale.

Les principales associations alimentaires compatibles**

Les fruits doivent être consommés en dehors des repas (ou au début). Cette consigne, la plus importante, vous fera économiser une grande quantité d'énergie et ménagera vos organes digestifs. Après un repas, laissez passer deux heures avant d'en manger. Les mélanges de protéines sont à éviter : repas de viande ou de poisson avec des oeufs, du fromage… Les mélanges de lipides sont aussi à éviter : repas avec huile, beurre, avocat, crème fraîche, olives. Les mélanges de féculents idem : repas avec du riz et du pain…

Faites le choix d'une seule source de protéines, de lipides et de glucides à la fois. Vous pouvez manger de tout, la seule règle est de ne pas manger de tout à tous les repas, ce qui dans la pratique ne se fait que depuis le début du XXe siècle. L'autre consigne importante est de ne pas associer les protéines (viande, poisson, laitages, charcuterie, œuf, fromage, noix diverses, tofu) avec des féculents (pain, pâtes, riz, crêpes, légumes secs type lentilles ou haricots…).

- *Vous composerez vos repas en associant des légumes avec des protéines ou des féculents avec des légumes.*

Cette façon de s'alimenter n'a rien de nouveau, bien au contraire puisqu'il s'agit plutôt d'un retour aux sources (antiquité), et non pas un nouveau régime à la mode. Ne cédez pas aux déclarations de personnes qui déclarent qu'il est indispensable de consommer des aliments de toutes les catégories (glucides, lipides, protides, laitages, sucreries…) à chaque repas au risque de perdre la santé. Cela n'a pas de sens à part d'un point de vue théorique, ces principes ne tenant pas compte des conséquences digestives ni de la perte de vitalité.

En étudiant la nourriture des peuples dont la durée de vie et la vitalité sont remarquables (Hunzas, Caucasiens…), les résultats montrent clairement qu'ils mangent peu, observent même des périodes de diètes ou de jeûnes et évitent de consommer une multitude d'aliments différents au cours du même repas.

La relaxation

La relaxation est utile et importante pour se régénérer en se raccordant sur l'énergie universelle en lâchant d'une manière profonde toutes les tensions, qu'elles soient physiques ou mentales. Le stress étant une des causes importantes de troubles de la glycémie et plus particulièrement de l'hypoglycémie, vous obtiendrez de grandes satisfactions en adoptant la discipline d'intégrer une séance de relaxation dans votre vie.

« Il est impossible de se relaxer tout en conservant un contrôle très serré ; mais il est possible de se relaxer volontairement en maintenant un état de conscience empreint de vigilance et de lucidité. On aura alors l'impression que le corps fait abstraction de lui. Pour se relaxer profondément, il faut faire preuve de confiance, c'est-à-dire qu'il faut vraiment vouloir faire régresser la tension tout en étant convaincu que tout ira pour le mieux. » (C.S. Kilham, *Les Secrets des Cinq Tibétains,* p. *56).*

De nombreuses techniques existent et vous devez trouver celle qui vous convient. Je vous propose une procédure classique pour parvenir à un niveau de relaxation profond.

Allongez-vous sur le dos, les jambes tendues et les pieds écartés de 30 cm environ. Vos bras tendus de chaque côté du corps et les mains, paumes tournées face au ciel, à environ 30 cm du corps. Assurez-vous auparavant que vous avez assez chaud et que vos vêtements ne sont ni serrés ni gênants. Dans cette position, effectuez maintenant de longues respirations très lentes. À chaque expiration, laissez votre corps s'enfoncer de plus en plus profondément dans le sol, comme si l'attraction de la gravité augmentait peu à peu. Dirigez ensuite votre attention sur vos pieds. Pendant que vous respirez lentement et sans forcer, sentez vos pieds aussi intensément que vous le pouvez. En même temps que vous respirez, relâchez consciemment les tensions se trouvant dans vos pieds. Portez ensuite votre attention sur vos mollets et suivez la même procédure. Répétez la même chose pour les genoux, les cuisses, le bassin, le bas du ventre, les fesses et le bas du dos, le milieu du ventre et du dos, la poitrine et le haut du dos, les bras, les avant-bras, les mains, le visage. Accordez la plus grande attention à chaque partie de votre corps. Si vous effectuez l'exercice lentement et méticuleusement, vous constaterez avec surprise à quel point vous êtes relaxé.

Amaroli

Cette technique consiste en l'usage interne et externe de notre propre urine dans un but thérapeutique. Son origine est sacrée (Inde) où elle est appliquée par plus de 20 millions d'habitants ainsi que dans des hôpitaux.

Aujourd'hui, cet usage incroyablement bénéfique se fait connaître par le bouche à oreille et est utilisé par plusieurs millions de gens à travers le monde (5 millions d'Allemands, 2 millions de Japonais...).

Rappelons que l'urine est la matière première de plusieurs médicaments aujourd'hui en vente à prix d'or, sans que les laboratoires n'en fassent mention. Rappelons aussi que le fœtus, dans le ventre de sa mère, étanche sa soif en buvant le liquide amniotique (qui a une composition semblable à l'urine) dans lequel il baigne. Bizarrement, à partir de la naissance, l'influence culturelle parvient à nous convaincre que l'urine est un poison, composé de déchets.

Malgré un très grand nombre de travaux scientifiques qui ont prouvé les formidables résultats thérapeutiques d'*Amaroli*, la puissance constituée de la machine médicale et des laboratoires pharmaceutiques discrédite ces résultats en se servant adroitement des préjugés que notre éducation a vissés dans notre tête. Si vous faites preuve d'ouverture d'esprit et de bon sens, vous pourrez accéder à cette fontaine de jouvence. Vous constaterez alors que boire son urine peut devenir agréable !

Après avoir surmonté le dégoût que nous avons tous rencontré lorsque l'idée se présente à nous, vous comprendrez que l'urine n'est ni sale, ni dégoûtante, ni malodorante, ni forte au goût, et encore moins imbuvable. La forte odeur de l'urine n'existe que si l'individu boit très peu ou si l'urine est laissée à l'air libre pendant plusieurs heures.

L'urine a des vertus thérapeutiques extraordinaires pour celui ou celle qui tente l'expérience et représente, avec le jeûne, l'une des thérapies les plus efficaces et les moins onéreuses. Vous devrez pour bénéficier de ses bienfaits surmonter vos réticences, et parvenir à en boire un verre chaque matin. Après quelque temps vous adopterez une position très différente par rapport à ce liquide considéré comme malpropre et sale dans la culture occidentale, et vous contribuerez à améliorer progressivement votre santé. Vous comprendrez probablement comme des millions d'occidentaux l'ont déjà fait avant vous que notre culture et notre éducation nous ont détachés de notre corps et ont faussé notre perception du monde.

Les effets de l'urine absorbée par voie orale ou par massage font encore l'objet de nombreuses recherches à travers le monde. Les hypothèses avancées à ce jour sont :

- Réabsorption et réutilisation des nutriments, des hormones, des enzymes, de l'urée.
- Effet immunologique, bactéricide et virucide.
- Effet thérapeutique du sel.
- Effet diurétique.
- Théorie de la transmutation.
- Effet psychologique.

Rappelons pour conclure ce court aperçu que l'urine est stérile et qu'elle contient également des vitamines, de l'interleukine-1 (utilisé dans des médicaments vendus à prix d'or), et d'autres précieuses substances.

Développez votre propre opinion en lisant un ouvrage sur le sujet, et lancez une recherche sur Internet où vous découvrirez de nombreux témoignages étonnants, ou faites l'expérience d'en boire une gorgée.

La libération des émotions

La structure culturelle de notre société tend à favoriser l'uniformisation. Il en est de même pour l'expression de nos émotions (colère, tristesse, peur et joie), qui sont difficiles à exprimer en dehors d'un cadre restreint et encore de manière contenue.

Cela favorise la rétention de ces émotions à l'intérieur de notre être, et l'émergence de toutes sortes de troubles de la santé ou du comportement, car ces émotions restent vivantes à l'intérieur de nous tant que nous ne les avons pas exprimées.

De temps en temps elles reviennent à la surface de notre conscience, de manière cyclique en fonction de détails de la vie courante qui les réveillent.

Les malaises qui découlent de ces blocages sont souvent mal gérés et entraînent des violences inutiles contre les autres ou (et) contre soi-même (délinquance, violences familiales, alcoolisme, boulimie, sucrisme, prises de médicaments…).

Pour trouver la solution, prenons une nouvelle fois l'exemple des peuples naturels qui se libérèrent de leurs démons intérieurs en exprimant ce qu'ils ressentent, en criant, en dansant… Il est clair que vous devrez trouver le cadre qui convient (garage, forêt…) pour exprimer votre rage, votre peur, votre joie, votre tristesse, en toute liberté et sans retenue. Après quelques timides et progressifs essais, vous parviendrez à ne plus retenir vos émotions. Vous vous sentirez plus calme, plus serein, en somme libéré !

Exercice : Faites le tigre.

« Debout, les pieds légèrement écartés, imaginez que vous êtes un tigre dans la jungle, dressé face à un tronc d'arbre. Levez votre main gauche le plus haut possible et griffez le tronc vers le bas, jusqu'à la hauteur de votre taille. Effectuez le même mouvement avec la main droite. Faites ce geste de plus en plus vite. Simultanément, faites des grimaces avec votre visage tout en rugissant comme un tigre. Pensez à toutes les situations où vous n'avez pas pu exprimer votre colère. Pour terminer, poussez un grand cri, tout en faisant le geste de déchirer au-dessus de votre tête un voile qui représente tout ce qui vous a empêché de vivre libre et heureux. Observez après quelques instants de repos, le sentiment de bien-être qui envahit votre corps. » (J. Razanamahay et docteur Tal Schaller, *Manuel des émotions.)*

Exemple de programme de régénération

– Réveil à l'heure choisie.
– Quelques étirements.
– Amaroli + massage visage et corps avec Amaroli (facultatif).
– Exercices taoïstes pour le foie, l'estomac et la bouche.
– Exercice directionnel pour le pancréas (si vous faites l'acquisition du livre : *Les Exercices taoïstes internes,* vous pourrez pratiquer les 8 exercices

directionnels et énergétiser votre corps en quelques minutes).

– Exercices des Cinq Tibétains.
– Massage réflexe des pieds du système endocrinien avec huile de massage enrichie en huiles essentielles.
– Prenez de la vitamine C naturelle sous la forme qui vous convient.
– Avalez de 3 à 5 comprimés de spiruline avant le petit-déjeuner si vous en prenez un (vous pouvez aussi prendre une cuillerée de spiruline mélangée avec un peu de « lait » de soja brassé dans un ustensile pour cocktail).
– Au cours de la journée, libérez vos émotions dans un endroit tranquille à l'abri du regard. Le soir, avant le coucher, faites votre séance de relaxation. Celle-ci effacera vos tensions et facilitera votre endormissement.

Ce programme énergisant nécessitera seulement trente minutes, vous libérera du stress et vous permettra de régénérer votre système de régulation de la glycémie ainsi que l'irremplaçable système glandulaire.

S'informer davantage

Internet

Il existe plusieurs sites qui évoquent le sucre sous divers aspects.
Lancez une recherche avec le mot hypoglycémie. Vous trouverez :

http://www.hypoglycemie.qc.ca : l'association des hypoglycémiques du Québec. Site complet, bien fait et unique en français.

http://www.passportsante.net : site qui propose des conseils de santé.

http://conspiration.cc/sante/aspartam_amer_poison.html : infos sur l'aspartam

www.homeoint.org/seror/additifs:
additifs alimentaires.

http://www.agmed.sante.gouv.fr : liste des appareils contrôlant la glycémie ainsi que les prix pour le matériel d'injection d'insuline.

http://www.quid.fr : le sucre en Europe, réglementation, marché…

http://www.le sucre.com : l'économie du sucre en France.

http://perso.wanadoo.fr/jeune-et randonnées : ce site donne de nombreuses informations sur l'utilité du jeûne. Le couple animateur propose des stages d'une semaine que vous pourrez consacrer au jeûne tout en découvrant les beaux paysages de la région en marchant.

Sur ce site est également disponible en ligne, un extrait du très intéressant livre du docteur Vivini : *Le jeûne et les traitements thérapeutiques.*

Les adresses des sites étant par la nature du support sujet à modifications, il est possible que certaines parmi celles qui sont indiquées ci-dessus ne soient plus accessibles au moment de la présente lecture. Pour compenser cette éventuelle perte, vous pouvez lancer une recherche personnelle avec des mots-clefs comme hypoglycémie, jeûne, sucre.

Associations

Les associations regroupant les hypoglycémiques sont rares.

Pour remédier modestement à cela, j'ai décidé de jeter les bases d'une telle association, en Suisse romande. Il s'agit de l'A.R.D.H. (Association Romande Des Hypoglycémiques), qui a vocation de prévention. Vous pouvez dès à présent recevoir des informations, des exemplaires du test du dépistage écrit ou devenir membre en écrivant à : A.R.D.H. case postale 2034 -1211 Genève 2 (Suisse).

Vous pouvez également connaître mes activités : programme de stage, randonnées-santé, cures de raisins, séminaires etc. sur le site :

www.les-sentiers-de-la-sante.fr

Il existe plusieurs associations de diabétiques. Il est à déplorer que l'on doive attendre d'être diabétique, stade ultime de l'hypoglycémie, pour trouver une structure qui puisse nous soutenir.

Bibliographie

Alimentation Plaisir, docteur Christian Tal Schaller, Lanore/Vivez Soleil.

Amaroli 1 et 2, docteur C. Tal Schaller et Maître Johanne Razanamahay, Vivez Soleil.

Aromathérapie, docteur J. Valnet, Robert Laffont.

Ces Glandes qui nous gouvernent, J. du Chazaud, Équilibres.

Introduction à la macrobiotique, J. Mittler, Dangles.

Introduction à la réflexologie, M. Turgeon, Mortagne.

Le Mal du sucre, D. Starenkyj, Orion.

L'Hygiène vitale pour votre santé, D. Mérien, Nature et vie.

L'Alimentation ou la troisième médecine, docteur Seignalet, F.X. de Guibert.

La Méthode kousmine, A. M. K. I., Jouvence.

L'Élixir de vie, C. V. der Kroon, Jouvence.

Le Jeûne holistique, Maître J. Razanamahay et docteur Tal Schaller, Lanore/Vivez Soleil.

Le Yoga facile, docteur Vijayendra Pratap, Vivez Soleil.

La Santé par les combinaisons alimentaires, H. Shelton.

La Santé par les graines germées, C. Cheno, Aide-nature.

Les Cinq Tibétains, P. Kelder, Vivez Soleil.

Le Système complet d 'autoguérison, docteur Stephen T. Chang, éditions Godefroy.

La Guérison par les fleurs, docteur Bach, le Courrier du livre.

Le Massage taoïste, L. wan der Heyoten, Guy Trédaniel éditeur.

L'Équilibre par les couleurs, T. Morati, Médiane.

Les Émotions, collection Que sais-je ? R. Dantzer.

Les Blessures de l'être, L. Bourbeau, E.T.C.

Les Remèdes d'Edgar Cayce, docteur W. Mac Garey, éditions du Rocher.

Le Livre du diagnostic oriental, M. Kushi, Guy Trédaniel éditeur.

Manuel de détoxication, C. Vasey, Jouvence.

Manuel des émotions, Maître J. Razanamahay et docteur Tal Schaller, Vivez Soleil.

Massage réflexe des pieds, J.-P. Krasensky, Dangles.

Nutrition et spiritualité, docteur G. Cousens, Vivez Soleil.

Revivre par le jeûne, docteur H. Lützner, Terre vivante.

Sugar blues, W. Dufty, Guy Trédaniel éditeur.

Le sucre ou la vie, B. Kleiner, Lanore, 2007.

Table des matières

Dans la collection Lanore poche

Docteur Raymond Abrezol, ***Vivre heureux ici et maintenant*** ; *des clefs pour l'amour, le bonheur, la réussite...*

Docteur Christian Tal Schaller, avec la collaboration de Johanne Razanamahay, ***L'alimentation vivante pour votre santé*** ; *recettes pratiques.*

Christian Hiéronimus, ***L'art du toucher*** ; *initiation à un toucher conscient et créatif.*

Docteur Christian Tal Schaller, ***Apprendre à masser les pieds*** ; *une méthode efficace pour accroître son bien-être.*

Docteur Christian Tal Schaller, ***Les graines germées*** ; *santé, vitalité, beauté.*

Bruno Kleiner, ***Le sucre ou la vie*** ; *libérez-vous du sucre avant qu'il ne réduise votre santé en poussière.*

Bruno Kleiner, ***Les secrets de vie des jus-santé*** **;** *profitez de la richesse de la nature avec les jus de légumes et de fruits frais.*

Docteur Christian Tal Schaller, ***Enfin, vivre sans lunettes*** **!** *Régénérer ses yeux et sa vision, c'est possible* !

À paraître

Docteur Christian Tal Schaller, *Délivrez-vous de vos rhumatismes*.

Docteur Raymond Abrezol, *Le rire une source inépuisable de santé*.

Serge Fitz, *Réussissez votre convalescence.*

Docteur Christian Tal Schaller, *Urinothérapie*.

Collection Santé pratique (extrait)

Docteur Christian Tal Schaller, ***Hygiène intestinale*** *; retrouvez la santé avec un colon dépollué.*

Serge Fitz, ***L'énergétique alimentaire*** *; faire de notre alimentation une alliée de la santé.*

Docteur Christian Tal Schaller, Kinou-le-clown, Pierre Pradervand, ***Les bienfaits du jeu*** *; délivrez-vous du stress et des soucis en retrouvant votre joie d'enfant.*

Aimé Prouzet, ***Rajeunissez par le Qi Gong*** ; *stimulez les fonctions de tous vos organes pour une amélioration corporelle et mentale.*

Professeur Jess T. Y. Lim, ***Le Feng Shui et la santé*** ; *conseils pratiques.*

A paraître

Docteur Christian Tal Schaller, ***Viande et lait, des aliments dangereux pour votre santé.***

Aimé Prouzet, ***Sexualité épanouie par le Qi Gong*** ; *traité pratique d'érotisme chinois.*

Professeur Jess T. Y. Lim, ***Les jardins Tao, Zen et Feng Shui.***

Collection Spiritualité (extrait)

Yasmuheen, ***Vivre de lumière***; *cinq ans sans nourriture matérielle.*

Jean Spinetta, *La pratique de l'illumination* *et la science de l'immortalité par les méditations Merkaba ; techniques égyptiennes, hindoues, esséniennes et modernes.*

Johanne Razanamahay, *La mort n'est jamais un accident;* *comprendre enfin ce qui se passe après...*

Christophe Dacier, ***Les perceptions spirituelles*** *; comment les harmoniser, les développer...*

Achevé d'imprimer par Présence Graphique
2 rue de la Pinsonnière - 37260 Monts
N° d'imprimeur : 040723782-2000